# 本草点将书

周羚 王冠一 编著

中国科学技术出版社
·北京·

**图书在版编目（CIP）数据**

本草点将书 / 周羚，王冠一编著. — 北京：中国科学技术出版社，2021.10
ISBN 978-7-5046-9062-3

Ⅰ.①本…　Ⅱ.①周…②王…　Ⅲ.①本草－普及读物　Ⅳ.①R281-49

中国版本图书馆CIP数据核字(2021)第093112号

---

**策划编辑**　韩　翔　焦健姿
**责任编辑**　王久红
**装帧设计**　佳木水轩
**责任印制**　李晓霖

---

**出　　版**　中国科学技术出版社
**发　　行**　中国科学技术出版社有限公司发行部
**地　　址**　北京市海淀区中关村南大街16号
**邮　　编**　100081
**发行电话**　010-62173865
**传　　真**　010-62179148
**网　　址**　http://www.cspbooks.com.cn

---

**开　　本**　710mm × 1000mm　1/16
**字　　数**　149千字
**印　　张**　10
**版　　次**　2021年10月第1版
**印　　次**　2021年10月第1次印刷
**印　　刷**　天津翔远印刷有限公司
**书　　号**　ISBN 978-7-5046-9062-3/R・2711
**定　　价**　36.00元

---

# 内容提要

本书以清代医籍《本草害利》《笔花医镜》为基础，集凌奂、笔花两家本草药论，罗列出300余种常用的植物药、动物药和矿物药。全书以脏腑分篇，先言脏腑之虚实寒热，再论方药的补泻温凉。如对心部的论述就包括心虚、心实、心寒、心热等数十种临床证候，并处以不同的组方。再将药物列队，如心部药队包括补心猛将、补心次将、泻心猛将和泻心次将四大类，其他的脏腑用药还增添了药性温凉的猛将和次将。

每个组方的药味均先陈其害，后言其利，同时详述出产、形状、采摘和炮制方法(合称“修治”)。本书简要地概括了脏府辨证用药，非常适合中医临床医生及中医爱好者阅读、参考。

# 前言

这是一本服务于“时方”的本草学著作。

在古典中医的世界里，“经方派”与“时方派”对本草有着完全不同的认识观。

“经方派”的用药功夫来自《神农本草经》和已亡佚的《汤液经法》，这一派只讲性、味、主证，几乎不论脏腑归经。其后的《名医别录》《新修本草》《证类本草》等都是这一体系下的本草著作，在《神农本草经》的基础上，持续补充药物的新主证，对“本草理论”少有发挥。依据这一派药理组成的方剂，称为“经方”。

而“时方”则源自金元四大家之一张元素提出的“药物归经理论”，他将中药归入脏腑、经络，如柴胡入少阳经，升麻、石膏入阳明经的言论就始于他。依据这一理论创造出的方剂，称为“后世方”，也称“时方”。

相较于经方，时方的药理更加方便、好用且好记。与张元素同时期的张从正、李杲、朱震亨随之延续拓宽了这一理论体系，取得了医史留名的成就，并称“金元四大家”。李杲所创的“补中益气汤”，更是愈人无算，可谓一首“伟大之方”。

然而张元素开此先河，后世医家基本功却不如“四大家”深厚，越到后来，理论越偏颇，纰漏也越大，屡出妄言，如“葛根引邪入阳明”“石膏大寒不可轻用”云云，甚者告诫后学尽量不用《伤寒》《金匮》之方。

这些误解直到清代陈修园、徐灵胎这几位大医出世，才出现转机。他们的临床能力精湛，以学理佐证，分辨前人是非、本草得失，开始重注《神农本草经》，同时著书立说，一改当时医坛风气。

《本草害利》《笔花医镜》两部“时方派”医书就是在这时出现的。《本草害利》的作者凌奂、《笔花医镜》的作者江笔花，均系浙江归安人，似有传承联系，都将五脏六腑视为四方土地，将药物视如兵将，将处方视为阵法。认为治病当识得地理，布成阵势，方可一鼓而战，歼灭病贼。若是调度不精，抑或失机，则一败涂地，即用药不审，草菅人命也。

凌氏为著成《本草害利》，读历代医家本草万卷，纠正偏见错谬，补入药物之害，肃清“时方”药理，提醒同道临证不可粗知大略，处方必先知药物危害，不可信手下笔。

笔花著书则略去一切病变、经络原委，寥寥数语，便叫读者知晓何病何治，有临证纲举目张之法。得此书头绪，稍加把握，便可活人。

二人学理似一脉相承，凌氏言重，笔花言轻，正好相参，故编者将二书合于一处，更名《本草点将书》。书中些许药名不合今日规范，但无碍辨认、阅读，为呈前人原述，不做更改。

编　者

辛丑年春

# 目　录

# 心部（手少阴属脏）

心体属火，位南方，色现赤，胸下歧骨陷处其部位也。凡额上手足心，皆其所辖，得血以养之，方能运慧思，用才智。

心无表症，皆属于里。

**心之虚**　血不足也，脉左寸必弱，其症为惊悸，为不得卧，为健忘，为虚痛，为怔忡，为遗精。

惊悸者，惕惕然恐，神失守也。七福饮、秘旨安神丸主之。不得卧者，思虑太过，神不藏也，归脾汤、安神定志丸主之。健忘者，心肾不交，神明不充也，归脾汤、十补丸主之。虚痛者，似嘈似饥，似手摭心，喜得手按，洋参麦冬汤主之。怔忡者，气自下逆，心悸不安，归脾汤主之。遗精者，或有梦，或无梦，心肾不固也，清心丸、十补丸主之。

**心之实**　邪入之也，心不受邪，其受者胞络耳，脉左寸必弦而大，其症为气滞，为血痛，为停饮，为痰迷，为暑闭，为虫啮。

气滞者，或食胀，或怒冲，烦闷而痛，沉香降气散主之；血痛者，血凝于中，痛有定处，转侧若刀针刺，手拈散主之；停饮者，干呕吐涎痛，作水声，小半夏加茯苓汤主之；如有饮囊，则加苍术，名倒仓法，痰迷者，顽痰壅闭，不省人事，清膈煎灌之，暑闭者，汗喘昏闷，先以消暑丸灌之，再用香薷饮加益元散。

虫啮者，饥时作痛，面白唇红，化虫丸主之。

**心之寒**　脉左寸必迟，其症为暴痛。

暴痛者，肢冷气冷，绵绵不休，姜附汤加肉桂主之。

**心之热**　火迫之也，脉左寸必数，舌尖赤，其症为目痛，为重舌、木舌，为烦躁，为不得卧，为癫狂，为谵语，为赤浊，为尿血。

目痛者，赤肿羞明，导赤散加连翘、菊花、蝉蜕主之；重舌、木舌者，泻心丸主之；烦躁者，泻心丸加竹卷心主之；不得卧者，暑热乘心也，导赤散加益元散主之；癫狂者，弃衣骂詈，生铁落饮主之；谵语者，邪热攻心也，泻心丸主之；赤浊者，萆厘清饮加灯心、丹参主之；尿血者，阿胶散主之。

## 心部列方

**七福饮**　治心血虚而惊悸者。

人参　熟地（各三钱）　当归　枣仁（各二钱）　白术（炒一钱五分）　炙甘草（一钱）　远志（五分）

**秘旨安神丸**　治惊悸神魂失守者。

人参　枣仁　茯神　制半夏（各二钱）　当归　炒白芍　橘红（各一钱五分）　五味子（十粒）　炙草（五分）　生姜（三片）

**归脾汤**　养血安神。

人参　白术　当归　白芍　枣仁（各一钱五分）　黄芪（一钱半）　远志（七分）炙草（五分）　龙眼肉（五枚）

**安神定志丸**　治心惕不卧。

茯苓　茯神　人参　远志（各一两）　石菖蒲　龙齿（各五钱）

炼蜜为丸，以辰砂为衣，每服二钱。

**十补丸**　治气血大亏之症。

黄芪　白术　萸肉　杜仲　续断　枣仁（各一两）　大熟地（三两）　人参　当归　白芍　远志（各一两）　茯苓　山药（各一两五钱）　北五味　龙骨　牡蛎（各七钱五分）

**洋参麦冬汤**　治心经虚热而痛者。

洋参　麦冬　当归（各二钱）　生地（三钱）　白芍　丹参　钗石斛（各一钱五分）　犀角　甘草（各五分）

**清心丸**　清心火，止梦泄。

生地（四两）　丹参（二两）　黄柏（五钱）　牡蛎　山药　炒枣仁　茯苓　茯神　麦冬（各一两五钱）　北五味　车前子　远志（各一两）

用金樱膏为丸，每服三钱。

**沉香降气散**　治气滞心痛。

沉香（三钱）　砂仁（七钱）　炙草（五钱）　盐水炒香附（五两）　酒炒延胡索（一两）　煨净川楝子（一两）

共为末，每服二钱，淡姜汤下。

**手拈散**　治血滞，心腹作痛。

延胡索（醋炒）　五灵脂（醋炒）　草果　没药（各等分）

上为细末，每服三钱，热酒调下。

**小半夏加茯苓汤**　治饮停膈间。

半夏（姜炒）　白茯苓（各三钱）　炙甘草（一钱）　生姜（三片）

加苍术更效。

**清膈煎**　治痰壅心膈。

制胆星（一钱）　白芥子（二钱）　海石（三钱）　陈皮　木通　川贝（各一钱）

**消暑丸**　治中暑昏闷。

制半夏（四两）　茯苓　甘草（各二两）

共为末，生姜汁糊丸。

**香薷饮**　治风寒闭暑之症。

香薷　扁豆　浓朴（各一钱五分）　炙甘草（五分）

若两足转筋加木瓜、茯苓。

**益元散**　利窍清暑。

甘草（一两）　滑石（六两）

**化虫丸**　治虫积心腹诸痛。

芜荑　白雷丸（各五钱）　槟榔（二钱五分）　雄黄（一钱五分）　木香　白术　陈皮（各三钱）　炒神曲（四钱）

以百部二两熬膏糊丸，每服一钱五分，米饮下。

**姜附汤** 治寒厥心痛，又真心痛手足青至节，宜用本方大剂饮之，或救十中之一二，痛而喜按者，更加人参。

干姜 熟附子（各三钱）

**导赤散** 治热闭小便不通。

麦冬（三钱） 木通（一钱） 生地（三钱） 甘草（四分） 竹叶（十片） 车前 赤茯苓（各一钱五分）

**泻心丸** 治心火。

川黄连五钱为末，灯草汤下。

**生铁落饮** 治心热。

天冬 麦冬 川贝（各三钱） 胆星 橘红（各一钱） 远志 石菖蒲 连翘 茯苓 茯神（各一钱） 玄参 钩藤 甘参（各一钱五分） 辰砂（三分）

用生铁落煎熬三炷线香，取此水煎服。

**萆薢分清饮** 治心移热膀胱，而为赤浊者，并治诸淋。

川萆薢 （二钱） 炒黄柏 石菖蒲（各五分） 茯苓 白术（各一钱） 莲子心（七分）丹参 车前子（各一钱五分）

**阿胶散** 治尿血。

阿胶（一钱） 丹参 生地（各二钱） 黑山栀 血余 丹皮 麦冬 当归（各八分）

# 心部药队

## 补心猛将

### 北五味

[害] 酸咸为多，能敛肺气。气为卫。若邪风在表，痧疹初发，一切停饮，肺家有实热者，皆当禁服之。恐闭其邪气，多致劳嗽虚热，盖

收补之骤也。

[利] 性温，五味具备，酸咸为多。收肺而疗咳定喘，补肾而壮水涩精，酸收而心守其液，故为补心猛将。肝肾同源，又为补肝猛将。

[修治] 八月采实阴干，凡用蜜浸焙干，入补药熟用，入嗽药生用。肺寒气逆，与干姜同用。按五味酸敛，如劳损久咳，肺气耗散，非此不能收其耗散之金。

## 酸枣仁

[害] 凡肝胆心脾有实热邪者，勿用，以其收敛故也。

[利] 性平能补益肝胆，酸收而心守其液，乃固表虚有汗，肝旺而血归其经，用疗彻夜无眠。

[修治] 八月采实阴干，四十日成。生用疗热好眠。炒香熟用，疗胆虚不寐、烦渴、虚汗等症。自汗为阳虚，盗汗为阴虚，敛虚即所以治盗汗也，非敛阳虚自汗也。

## 柏子仁

[害] 仁体多油辛润，且滑肠，泄泻者勿服。膈间多痰，及阳道数举，肾家有热，暑湿作泻，法在咸禁。

[利] 甘辛香平，入心养神，入肾定志安神，定悸壮水，强阳，润血而容颜美少，补虚而耳目聪明。

[修治] 九月采子，蒸曝舂礧，取仁，酒浸一宿，晒干炒研去油用，油透者，勿入药。

## 远志肉

[害] 此无补性，虚而挟滞者；同养血、补气药用，交通心肾、资其宣导、臻于太和。

不可多用、独用。纯虚无滞者，误服之，令人空洞，悬心痛。凡心经有实火，应用黄连、生地者，禁与参、术等补阳气药同用也。

[利] 性温，苦泄辛散，定心气，止惊益智，补肾气，强志益精，善疗痈毒，敷服皆可。

[修治] 四月采根叶，阴干去心，否则令人烦闷。甘草汤浸焙干，或盐水炒，或姜汁炒，或用炭。

附小草：益精补阴气，止虚损遗泄，交通心肾，调平水火之功。

**丹参**

[害] 虽能补血，长于行血。设经早期，或无血经阻，及血少不能养胎，而胎不安，与产后血已畅者，皆不可犯，犯之，则成崩漏之患。凡温热病，邪在气分，而误用之，则反引邪入营，不可不慎之。久服多眼赤，故应性热。《本经》云微寒，恐谬也。孕妇无故，及阴虚之人忌用。

[利] 苦、微寒，入心主血，祛瘀生新，安神养阴，安生胎，落死胎，胎前产后，带下崩中需之。

[修治] 北方产者良，五月采根曝干，猪心血拌炒，或酒炒用。

**龙眼肉**

[利] 甘平，补心虚而长智，悦胃气以培脾，除倦忘与怔忡，能安神而熟寐。道家服龙眼肉，细嚼千余，待满口津生，和津汩汩而咽，此即服玉泉之法也。

[修治] 七月实熟，白露后，方可采摘，晒干，焙。生者，沸汤瀹过，食不动脾。其核去黑壳研末，止金疮出血。

**麦冬**

[害] 性润动脾，便滑者忌。

[害] 性寒而润，寒多人禁服。凡虚寒泄泻，及痘疮虚寒作泄，产后虚寒泄泻者，咸忌之。

徐洄溪批叶按虚劳咳嗽部云：麦冬能闭肺窍，遂致失音。愚谓咳嗽，因于湿者，湿为重浊之邪，以麦冬能腻膈，势必湿热壅滞、肺失清肃。肺为声音门户，金实则无声也。

［利］甘、微寒，清心泻热，滋燥金而清水源。又为凉三焦次将，地黄、车前为使，脉气欲绝者，加五味子、人参，三味合名生脉散，补中元气不足（盖心主脉，肺朝百脉，补肺清心，则气充脉复）。

［修治］浙产甚良，四月初采根栽，夏至前一日取根晒干，收之抽心用，不尔令人烦。

近时多连心用。恐滑肠，用米炒黄。宁心，用辰砂少许拌。入丸散须瓦焙熟，即于风中吹冷，如此三四次，即易燥而不损药力。(麦冬之功，在润燥，非在滋阴。盖肺热而喜润，故曰：清金保肺；肺与大肠相表里，故曰：滑肠、泄泻者忌用。)

### 当归

［害］气味辛温，虽能补血活血，终是行血走血之性，故能滑肠。其气与胃气不相宜，故肠胃薄弱，泄泻溏薄，以及一切脾胃病，恶食不思食，及食不消者，并禁用。即在胎前产后亦忌。辛温发散，甚于麻黄细辛，气虚血弱有热者，犯之发痉。恶榈茹湿面，畏菖蒲、海藻、生姜。

［利］甘、辛温，祛瘀生新，舒筋养营，温中润肠。心主血，肝藏血，脾统血，归为血药，故入三经。头止血，尾破血，全和血。能引诸血归经，故名。归尾，一称归须。

［修治］二月采根阴干，头尾圆多紫色，肥润气香，里白不油者良，以秦产马尾归最胜，力柔善补，川产力刚善攻，他处镵头当归，只宜发散药耳。本病用酒炒，如吐血，须醋炒，或用酒炒黑。有痰，用姜汁炒。凡晒干乘热纸封瓮收之不蛀。

按当归炒极黑，能治血澼血痢，炒焦则味苦，苦则涩血也。

## 补心次将

### 白芍药

［害］酸寒收敛，凡胃弱中寒作泄，腹中冷痛，及胃中觉冷等症，当

禁。伤寒病在上焦之阳结忌用，血虚有热者宜之。产后酒炒用，又曰产后忌用。

丹溪曰：以其酸寒，伐生发之气也。必不得已，酒炒用之可耳。时珍曰：产后肝血已虚，不可更泻也。恶芒硝、石斛，畏硝石、鳖甲、小蓟，反藜芦。

案：肝脏病患者，不宜大量长期服用。朱颜注。

[利] 苦酸微寒，敛肺而凉血，制肝以安脾。心主血，凉血故补心，酸收而守其液也。

及一切血病。同白术补脾，同参、芪补气，同归、地补血，同川芎泻肝，同甘草名芍药甘草汤，止腹痛。盖腹痛，因营气不从，逆于肉里故也。

[修治] 八九月取根晒干，用竹刀刮去皮并头，锉切细，蜜水拌蒸。今多生用单瓣花者入药。用酒炒制寒，醋炒行血。下痢后重不炒用。多服则损人目。汗多人服之，亦损元气，夭人，为其淡而渗也。中寒者勿服。

**茯苓神**

[害] 功专行水伐肾。病患肾虚，小便自利或不禁，虚寒精滑及阴亏而小便不利者，皆勿妄投。茯苓赤筋，若误服之，令人瞳子并黑睛点小兼盲目。二茯俱恶白蔹，畏地榆、秦艽、鳖甲，忌米醋酸物、雄黄等。马蔺为使。

[利] 味甘平淡，治与茯苓同功。入心之用居多，交心肾而安神、定志、开心、益智，疗心虚惊悸，多恚善忘。

[修治] 捣细，于水盆中搅浊，浮者滤去之，曝干切用。须于二八月采取阴干。凡用去心。宁心用辰砂拌。

按：《神农本草经》止言茯苓，《别录》始分茯神。茯神中守，而茯苓下利，白者入肺、膀胱气分，赤者入心、小肠。

茯苓木，又名黄松节，即茯神中心。松节散，乳香木瓜汤，治一切筋挛疼痛。乳香能伸筋，木瓜舒筋也。

茯神心木，宁心神，疗诸筋挛缩，偏风斜，心掣健忘。

**猪心血**

[害] 宰猪惊气入心，绝气归肝，俱不可多食。

[利] 用作补心药之向导，盖取以心归心，以血导血之意。

[修治] 用竹刀将猪心剖开取出，拌炒补心药丹参之类。

**琥珀**

[害] 淡渗伤阴，凡阴虚内热，火炎水亏者，勿服。若血少而小便不利者，服之反致燥急之苦。

[利] 甘平，入心、肝、肺、膀胱四经，安神而鬼魅不侵。色赤入血分，故能消瘀血、破癥瘕、生肌。能清肺而利小便。甘淡上行，能使肺气下降，而通膀胱，故能治五淋。又能散瘀血而生新血，去翳障而能明目。经曰：脾气散精，上归于肺，通调水道，下输膀胱。凡淡渗药，皆上行而后下降，琥珀脂入土而成宝，故能通塞以宁心定魂，以燥脾土之功。

[修治] 松脂入土年久结成。入地亦能结成。以手心摩热拾芥者真，以柏子仁入瓦锅同煎半日，捣末。

**淮小麦**

[害] 小麦寒气全在皮，故面去皮则热，热则壅滞动气，发渴助湿，令人体浮，皆其害也。

凡大人脾胃有湿热，及小儿食积肝胀，皆不宜服。然北人以之代饭，常御而不为患者，此其地势高燥，无湿热重蒸之毒。故面性温平，其功不减于稻粟耳。东南卑湿，春多雨水，其湿热之气，郁于内，故食之过多，每能发病也。夏月疟痢人，尤不宜食。

[利] 甘微寒，养心除烦，利溲止血，止渴收汗。浮小麦涩敛、凉

心、止虚汗盗汗，治骨蒸劳热。麸皮与浮麦同性，止汗之功稍逊。醋拌蒸，熨腰脚折伤，风湿痹痛，胃腹滞气。能散血止痛。面筋甘凉，解热和中。

面甘温，补虚养气，助五脏、浓肠胃，北方者良。《素问》云：麦属火、心之谷也。

[修治] 秋种冬长，春秀夏实，具四时中和之气。四月采，新麦性热，陈麦平和。浮麦，即水淘浮起者，焙用。

### 合欢皮

[害] 气味平和，与病无忤。

[利] 甘平，安五脏，和心志，令人欢乐无忧，和血止痛，明目消肿，续筋骨，长肌肉，杀虫，和调心脾，得酒良。

[修治] 采无时不拘，去粗皮炒用，入煎为末，熬膏外治并妙。

### 龙角

[害] 同龙骨，见肝部。

[利] 辟邪治心病。

[修治] 亦同。

## 泻心猛将

### 牛黄

[害] 小儿伤乳作泻，脾胃虚寒者忌之。东垣云：牛黄入肝，治筋，中风入脏者，用以入骨追风。若中腑中经者，误用之反引风入骨，如油入面，莫之能出，为害非轻。有平素积虚，而一时骤脱者，景岳以非风名之，尤忌用之。

[利] 苦甘凉，泻心主之热，摄肝脏之魂，利痰凉惊，通窍辟邪，治中风入脏，惊痫口噤，能入筋骨以搜风，得丹皮、菖蒲良，人参为使。

### 石菖蒲

[害] 辛香偏燥而散，阴血不足者，禁之。精滑汗多者，忌用。若多用独用，亦耗气血而为殃。犯铁器，令人吐逆。恶麻黄，忌饴糖、羊肉、铁器，惟秦艽为使。

[利] 芳香利窍，辛温达气，宣五脏，开心孔，利九窍，明耳目，发声音，祛湿除风，逐痰消结，开胃宽中，疗噤口毒痢。口噤虽是脾虚，亦有热闭胸膈所致。用山药、木香皆失，唯参苓白术散加菖蒲，胸次一开，自然思食。芳香利窍，心开智长，为心脾胃之良药。能佐地黄、天冬之属，资其宣导。鲜菖蒲汁稍凉，而功胜于干者。

[修治] 二八月采，生水石间，不沾土，根瘦，节密，一寸九节者佳。去毛微炒。按：菖蒲捣汁冲用，为斩关夺门之将，于痰火实者宜之。

### 黄连

[害] 虚寒为病大忌。凡病患血少气虚，脾胃薄弱，血不足以致惊悸不眠，兼烦热躁渴；及产后不卧，血虚发热，泄泻腹痛；小儿痘疮，阳虚作泄，行浆后泄泻；老人脾胃虚寒作泻，虚人天明飧泄，病名肾泄；真阴不足，内热烦躁诸症；法咸忌之。犯之使人危殆。久服黄连、苦参，反热从火化也。盖炎上作苦，味苦必燥，燥则热矣。且苦寒沉阴，肃杀伐伤生和之气也。恶菊花、玄参、僵蚕、白鲜皮。畏款冬、牛膝。忌猪肉，令人泄泻。黄芩、龙骨为使，胜乌头，解巴豆毒。

[利] 大苦大寒，泻心肝火而燥湿，与官桂同行，能使心肾交于顷刻。

海藏曰：泻心实泻脾也，实则泻其子，或用甘草以调其苦，或加人参以节制之。

[修治]《本经》心火生用，肝火胆汁炒；上焦火酒炒；中焦火姜炒；下焦火盐水炒，或童便炒；食积火土炒；湿热在气分，吴萸汤炒；在血分醋炒。点目，人乳浸亦可。二八月采根曝干。川中种连色黄，软毛无硬刺，味微苦而薄，服之无效。六七月根紧，始堪采。雅州连细长弯

曲，微黄无毛，有硬刺；马湖连色黑，细绣花针头硬刺，形如鸡爪，此二种最佳。按：黄连苦燥，血虚有热不可用者，入心恐助心火也。

### 木通

古名通草

[害] 苦降淡渗利窍。凡精滑不固，梦遗及阳虚气弱，内无湿热者均忌，妊娠尤忌。

[利] 辛甘淡平，入心、肺、小肠、膀胱，泻湿热，降心火，清肺热，化津液，下通大小肠，导诸湿热由小便出。通血脉，下乳行经，催生坠胎。防己苦寒，泻血分湿热；木通甘淡，泻气分湿热。君火为邪，宜用木通；相火为邪，宜用泽泻；利水虽同，所用各别。又治胸中烦热，大渴引饮，淋沥不通，脾热好眠。

[修治] 正二月采枝阴干，洗，切片用，又与琥珀同功，但能泻热，不能通瘀。

### 辰砂

[害] 镇养心神，但宜生使，若经伏火，及一切烹炼，则毒等砒硇，服之必毙，戒之。

独用多用，令人呆闷。畏盐水，恶磁石，忌一切血。若火炼，则有毒，服饵常杀人。须细水飞三次。

[利] 甘凉，体阳性阴，泻心经热邪，镇心定惊，辟邪，清肝明目，祛风，解毒。胎毒、痘毒宜之，色赤属火，性反凉者，离中虚有阴也。味甘者，火中有土也。

[修治] 辰产明如箭镞者良，研末。

### 犀角

[害] 大寒之性，非大热者不可滥用。凡痘疮气虚，无火热者，不宜用。伤寒斑疹，阴症发燥，因阴寒在内，逼其浮阳外越，失守之火，聚

于胸中，上冲咽嗌，故面赤、手温、烦呕，喜饮凉物，下食良久后出；惟脉沉细、足冷，虽渴而饮水不多，且复吐出，为异于阳症耳，不宜误用。犀角凉剂，孕妇服之，能消胎气。忌盐，升麻为使。

[利] 苦酸咸寒，凉心泻肝，清胃中大热，祛风，利痰，凉血，辟邪解毒，明目，定惊，治吐血、下血、蓄血，发狂发斑，痘疮黑陷，消痈化脓。又云：犀食百草之毒，故能解毒。

[修治] 犀角有黑白二种，以西番生犀黑者，锉屑绵包，或磨汁，用入丸散，乌而光润者良。角尖尤胜。鹿取茸，犀取角尖，现成器物，多已被蒸煮，不堪入药。入汤剂当以绵薄纸裹，于怀中蒸燥乘热捣之，应手如粉，又云：人气粉犀。

## 泻心次将

### 山栀仁

[害] 禀苦寒之性，虑伤胃气而伤血，凡脾胃虚弱，及血虚发热者忌之。能泻有余之火，心肺无邪热者忌。心腹痛不因火者尤忌。小便不通，由于膀胱虚无气以化，而非热结小肠者亦不可用。疮疡因气血虚，不能收敛，则为久冷败疮，非温暖补益之剂则不愈。所谓既溃之后，一毫寒药不可用是也。世人每以治血，不知血得寒则凝，反为败症。

[利] 苦寒，清心肺脾胃，治胸中懊憹而安眠卧。疏脐下血滞而利小便。泻三焦之火，使屈曲下行。

栀皮苦寒性减，而清肤热之用长。

[修治] 九月采实曝干，洗去黄浆，生用吐胃中邪热，当以伤寒类方参看，炒黑止血，姜汁炒止烦呕，内热用仁，表热用皮。苦寒之品，宜于实热者，盖伐生气故也。

### 连翘

[害] 清而无补之品，痈疽溃后勿服，火热由于虚者勿服。苦寒碍

胃，多饵即减食，脾胃薄弱，易作泄者勿服。

[利] 苦寒，入心包、胆、三焦、大肠，手少阴主药也。除心经客热、阳明湿热、散诸经血凝气聚，利水通经。诸痛疡疮，皆属心火，故为疮家圣药。翘心更苦寒，泻心火尤胜。温热入心营，非此不能治。

[修治] 八月采取阴干，手搓用之。按：连翘除血热，山栀治火郁，虽同入血分，治法两途。

**通草**

[害] 其气寒降，中寒者勿服，虚脱人及孕妇均忌。

[利] 色白气寒，体轻味淡，故入肺经，引热下行，味淡而升，故入胃经，通气上达，而下乳汁。凡利小便，必先上清心火，而后能下行也。阴窍涩而不利，水肿闭而不行，用之立通，故名之。

[修治] 采茎肥大围数寸者，取茎中瓤正白用。

**车前子叶**

[害] 其性冷利，专走下窍。虽有开水窍以固精窍之功，若遇内伤劳倦，阳气下陷之病，肾虚脱者，皆在禁例。

[利] 甘寒清心，利膀胱小水，以解湿热。催生止泻，明目益精，男女阴中有二窍，一窍通精，乃命门真阳之火；一窍通水，乃膀胱湿热之水。二窍不并开，水窍开，则湿热外泄，相火常宁。精窍常闭，久久精足，则目明。服固精药，久服此，行房即有子。

车前叶，凉血去热通淋。

[修治] 五月采取，洗去泥沙晒干，炒过用。入丸散，酒浸一夜，蒸焙研。使叶，勿使茎蕊。

**竹卷心**

[害] 竹性寒凉，胃寒呕吐，及感寒挟食作吐者，忌用。竹能损胃

气，故虚人食笋，甚不相宜。

[利] 辛淡甘寒，入心、肺、肾。清心涤烦热，止嗽化痰涎。卷心者佳，竹叶力减。然药力薄弱，不可持以为君，不过借此佐使耳。

[修治] 淡竹为上，甘竹次之，须用生长甫及一年者，为嫩而有力。

仲景治伤寒解后，气逆欲吐，用以竹叶石膏汤，去其三阳之余热，假其辛寒，以散风热也。

**灯心**

[害] 性专通利，虚脱人不宜用，中寒小便不禁勿服。

[利] 淡平清心，泻小肠而利水，烧灰吹喉痹，涂乳止夜啼。

[修治] 入药宜用生，干剥，取生草宁心，辰砂拌用，入丸散，以梗粉浆染过，晒干研末，入水澄之，浮者是灯心。

**莲子心**

一名莲薏

[害] 莲子性涩，大便燥者勿服。生食过多，微动气胀。

[利] 莲子中青心，苦寒，清心祛热。莲子甘平而涩，入心、脾、肾，能交水火，媾心肾而靖君相之火邪，浓肠胃而收泻痢之滑脱。频用能涩精，多服令人喜。古方治心肾不交，劳伤白浊，有莲子清心饮。补心肾有瑞莲丸。

**石莲子**

[害] 沉阴之物，无湿热而虚寒者勿服。

[利] 苦寒清心，除烦，开胃进食，祛湿热，专治噤口痢，淋浊症需之。

[修治] 八九月采坚黑如石者，破房得之。堕水入泥者更良。今肆中多以广中树上木实伪充，其味大苦，不堪入药，真者其味甘，味淡微苦，杵碎用。

## 安息香

[害] 病非关邪恶气侵犯者，勿用。

[利] 辛香苦平，入心经，研服行血下气，安神，蛊毒可消。心经主藏神，神昏则邪侵之，心主血，血滞则气不宣快，安神行血故治也。

[修治] 安息，国名也。或云辟邪安息诸邪，故名。出西番，树名辟邪，其脂结成，状若桃胶，秋月采之，烧之能集鼠者真。

## 乳香

一名熏陆香

[害] 辛香善窜，疮疽已溃勿服，及诸疮脓多勿敷。

[利] 辛温入心，通行十二经，活血舒筋，和气治痢，托里生肌，定诸经之痛，解诸疮之毒，护心，外宣毒瓦斯，是有奇功也。产难斫伤，亦治癫狂，能祛风散瘀。

[修治] 出诸番，圆大如乳头，明透者良，性黏难研，水沸过用钵坐热水中，以灯心同研则易细。今松脂、枫脂中亦有此状者，市人或以伪之。

## 金银箔

[害] 生金解毒恶而有毒。不炼，服之杀人，且难解。畏水银、锡。

[利] 辛平，入心、肝，安镇灵台，免于神魂飘荡。辟除恶祟，搜其脏腑伏邪。金制木，故能治惊痫风热，肝胆之病皆需之。又催生亦用之。银用足纹，功亦相仿。丸散用箔为衣。误吞金银，食炒熟连长韭菜，能裹住金银从大便而出。元丝银有硝毒害人。

[修治] 凡使金银铜铁，只可悬煎于药铫中，借气以生药力而已，勿入药服，能消人脂。

入药金银用箔，或用簪环首饰，凡使银箔，须辨铜箔。

## 山豆根

[害] 大苦大寒，脾胃所恶。食少而泻者，切勿沾唇，虚人亦忌。

[利] 苦寒，泻心火，以保肺金，祛大肠风热，解咽喉痛、蛊毒，消诸肿疮疡，喘满热咳，泻热解毒，治热极所致之病。

[修治] 苗蔓如豆，经冬不凋，八月采根曝干。

**天竺黄**

[害] 性寒凉，久用亦能寒中。

[利] 甘寒、入心经，祛风痰，解风热，镇心肝，安五脏，泻热豁痰，利窍养心。治大人中风不语，小儿客忤惊痫。其气味与竹沥同功而性稍和缓，无寒滑之患。

[修治] 生南海镛竹中，此是竹内所生，如黄土着竹成片，片如竹节者真。此竹极大，又名天竹，津气结成，其内有黄。本草作天竺者非。采无时。

**黄丹**

一名铅丹

[害] 性味沉阴能损阳，铅粉主治略同。内服虽能消疳、逐积、杀虫，然其性冷善走，如脾胃虚弱者，不宜用，妊妇亦忌。

[利] 咸寒，镇心安魂，堕痰，消积，杀虫，治惊疳、疟痢，外用解热拔毒，止痛生肌长肉。凡使燥湿、坠痰、解热，但宜外用。

[修治] 黑铅加硝、黄、盐，矾炼成。凡用水漂净炒紫色，出火毒。

**象牙**

[害] 苦寒之极，不利脾胃，凡疳症、脾弱、目病、血虚者，不宜多服。

[利] 甘苦凉，清心肾之火，疗风痫惊悸，骨蒸痰热疮毒，锉屑煎服，气和味平，于藏府无逆。象肉壅肿，以刀刺之，半日即合。治金疮不合者，用其皮灰亦可。熬膏入散，为合金疮之要药，长肌肉之神丹。诸铁及杂物入肉，刮牙屑和水敷之立出，诸物刺咽，磨水服之亦出。

[修治] 出西番，象每脱牙，自埋藏之，昆仑诸国人以木牙潜易取焉。

**真珠**

[害] 珠体最坚，研不细能损人脏腑，病不由火热者勿用。

[利] 甘咸寒，水精所蕴，入心肝二经，镇心安魂，坠痰明目，治聋、惊、热、痘、疔，下死胎胞衣，拔毒收口生肌。

[修治] 河蚌感月而胎。取新洁未钻织者，人乳浸三日，研粉极细如飞面用。心肝藏神魂，大抵宝气多能镇心安魂，泻火定惊。如金箔、琥珀、真珠、龙齿之类，亦借其神气也。

**赤小豆**

[害] 最渗津液，久服令人枯燥，肌瘦身重。凡水肿胀满，总属脾虚，当杂补脾胃药中用之，病已即去，勿过剂也。

[利] 甘酸平，入心小肠，性下行而通，行水散血，祛虫止渴，行津液，清气分，涤烦蒸，通乳汁，胎产最要，除痢疾，止呕吐，脾胃最宜。

治有形之病，消胀散肿，凡疮疽溃烂几绝者，为末敷，无不立效。鸡子青调涂，性黏，干则难揭，入苎根末，则不粘。未溃者箍之，则四敛中起，已溃者敷之就瘥。相思子苦平，研服，能治心腹邪气，风痰瘴疟及蛊毒。

[修治] 深秋八月采，以紧小而赤暗色者入药，其稍大而鲜红淡红色者，并不治病。今肆中半粒黑者，是相思子，一名红豆，有毒。

**郁金**

[害] 今医用此开郁，罕效。如真阴虚火亢吐血，不关火炎，搏血妄行溢出上焦，不关肺肝，气逆以伤肝吐血者，不宜用也。近日郁症，多属血虚，用破血之药开郁，不能开而阴已先败，致不救者多矣。今市中所用者，多是姜黄，并有以蓬术伪之者，俱峻削性烈，病挟虚者大忌。

[利] 苦辛微甘，气寒，入心及包络、肺、肝四经。开血积气壅，

生肌定痛，本入血分之气药。其治吐血衄血，妇人经脉逆行者。血属火炎，此能降气，气降即火降。而性入血，故能导血归经，解肝郁，泻火凉血破瘀。

［修治］有川产、广产，其根体锐圆如蝉腹，外黄内赤，去皮火干，色鲜微香，折之光明艳彻，苦中带甘者乃真，敲碎入煎，或磨汁冲。

**白茅根**

［害］吐血因于虚寒者，非其所宜。因寒发哕，中寒呕吐湿痰，停饮发热，并不宜服。

［利］甘寒，入心、脾、胃、小肠四经，凉金定喘，平血逆，清血瘀，利水湿，疗淋沥崩中。

茅花止血，茅针溃痈，一针溃一孔。能泻火消瘀，凉血止哕。

［修治］三月采针，四月采花，六月掘根，去毛用。

**人中黄**

［害］苦寒之极，不利于脾胃虚寒，伤寒温疫，非阳明实热者，不宜用。痘疮非火热郁滞，因而紫黑干陷倒靥者，不宜用。

［利］苦寒入心（一作胃），清痰火，消食积，大解五脏实热，治阳毒发狂，清痘疮血热，解百毒，敷疔肿。金汁主治同人中黄而功胜，泻实热。

［修治］用竹筒刮去青皮，纳甘草末于中，紧塞其孔，冬月浸粪缸中，至春取出，洗悬风处，阴干取末。制金汁法：棕皮绵纸，上铺黄土淋粪，滤汁入新瓮，碗覆埋土中一年，清若泉水，全无秽气，胜于人中黄，年久弥佳。

# 肝部（足厥阴属脏）

肝与胆相附，东方木也，其性刚，赖血以养，自两胁以下及少腹阴囊之地，皆其部位，最易动气作痛，其风又能上至巅顶而痛于头，色属青，常现于左颧目，于妇人为尤甚。

肝无表症，皆属于里。

**肝之虚** 肾水不能涵木而血少也，脉左关必弱或空大，其症为胁痛，为头眩，为目干，为眉棱骨眼眶痛，为心悸，为口渴，为烦躁发热。

胁痛者，血不营筋也，四物汤主之；头眩者，血虚风动也，逍遥散主之；目干者，水不养木也，六味地黄丸主之；眉棱骨眼眶痛者，肝血虚，见光则痛，逍遥散主之；心悸者，血少而虚火煽也，七福饮主之；口渴者，血虚液燥也，甘露饮主之；烦躁发热者，虚火亢也，六味地黄丸主之。

**肝之实** 气与内风充之也，脉左关必弦而洪，其症为左胁痛，为头痛，为腹痛，为小腹痛，为积聚，为疝气，为咳嗽，为泄泻，为呕吐，为呃逆。

左胁痛，肝气不和也，柴胡疏肝散、栝蒌散并主之；头痛者，风热也，清空膏主之；或柴胡疏肝散，腹痛者，肝木乘脾也，芍药甘草汤主之；小腹痛者，瘕之气聚也，奔豚丸主之；有热者去附桂，积聚者，肝积在左胁下，名曰肥气，和中丸加柴胡、鳖甲、青皮、莪术主之；疝气者，气结聚于下也，橘核丸主之；寒则加吴茱萸、肉桂，咳嗽者，木火刑金也，止嗽散加柴胡、枳壳、赤芍主之；泄泻者，木旺克土也，四君子汤加柴胡、木香主之；呕吐者，木火凌胃也，二陈汤加炒黄连主之；

呃逆者，气郁火冲也，橘皮竹茹汤主之。

**肝寒之症** 脉左关必沉迟，其症为小腹痛，为疝瘕，为囊缩，为寒热往来。

小腹痛者，寒结下焦也，暖肝煎、奔豚丸主之；疝瘕者，寒气结聚也，橘核丸加吴茱萸、肉桂主之；囊缩者，寒主敛，故缩也，奔豚丸、四逆汤主之；寒热往来者，欲化疟也，小柴胡汤主之。

**肝热之症** 脉左关必弦数，其症为眩晕，为目赤肿痛，为口苦，为消渴，为头痛，为胁痛，为瘰，为耳，为筋痿拘挛，为气上冲心，为偏坠，为舌卷囊缩，为小便不禁。

眩晕者，风热上升也，逍遥散主之；目赤肿痛者，风热入目也，蝉花无比散主之；口苦者，胆味苦，肝热胆亦热也，小柴胡汤主之；消渴者，风燥其液也，一柴胡饮主之；头痛者，火上冲也，柴芩煎主之。

胁痛者，肝火郁也，柴胡疏肝散加栝蒌霜主之；左金丸亦可，瘰疬者，血燥筋急而生也，消瘰丸主之；兼服逍遥散，耳者，风热相搏，津液凝聚而痒痛也，逍遥散去白术，加荷叶、木耳、贝母、香附、菖蒲主之；筋痿拘挛者，血气热也，五痿汤加黄芩、丹皮、牛膝主之；气上冲心者，火逆也，柴芩煎主之；甚则小承气汤，偏坠者，热而睾丸舒纵也，柴胡疏肝散主之；舌卷囊缩者，邪入厥阴，血涸也，大承气汤主之；小便不禁者，肝气热，阴挺，失职也，逍遥散主之。

# 肝部列方

**四物汤** 治血虚肝肾不足之症。

大熟地（四钱） 归身 白芍（各二钱） 川芎（一钱）

**逍遥散** 治肝经血虚木郁。

柴胡 甘草 茯苓 白术 当归 白芍 丹皮 黑山栀（各一钱） 薄荷（五分）

**六味地黄汤/丸** 滋水制火，专治血虚，亦可为丸。

大熟地（四钱） 山萸肉 山药（各二钱） 丹皮 茯苓 泽泻（各一钱五分）

**七福饮**（见心部列方）

**甘露饮** 治血虚胃热。

枇杷叶 生地 熟地 天冬 麦冬 黄芩 石斛（各一钱） 甘草（五分） 枳壳（八分）

**柴胡疏肝散** 治肝气左胁痛。

柴胡 陈皮（各一钱二分） 川芎 赤芍 枳壳 醋炒香附（各一钱） 炙草（五分）

**栝蒌散** 治肝气燥急而胁痛。

大栝蒌（一枚连皮捣） 甘草（二钱） 红花（七分）

**清空膏** 治肝经风热入升为头痛。

羌活 防风（各六分） 柴胡（五分） 黄芩（一钱二分） 川芎（四分）炙草（一钱） 薄荷（三分） 酒炒黄连（六分）

**芍药甘草汤** 治木侮土而腹痛。

酒炒白芍（三钱） 炙甘草（一钱五分）

**奔豚丸** 治小腹气结作痛。

川楝子（一两） 茯苓 橘核（各一两五钱） 肉桂（三钱） 附子 吴茱萸（各五钱） 荔枝核（八钱） 小茴香 木香（各七钱）

**和中丸** 治腹胀食积。

土炒白术（四两） 炒扁豆（三两） 茯苓 砂仁（各一两五钱） 半夏（姜汁炒一两）面炒枳实 炒神曲 炒麦芽 炒山楂 姜汁炒香附 丹参（酒蒸各二两） 陈皮 五谷虫（炒焦黄色各三两）

上为末，荷叶一枚煎水为丸。

**橘核丸** 通治七疝。

盐酒炒橘核（二钱） 小茴香 川楝子 桃仁 醋炒香附 山楂（各一两） 木香 红花（各五钱）

以神曲三两，打糊为丸。

**止嗽散**　治一切咳嗽。

桔梗　荆芥　紫菀　百部　白前（各二斤）　甘草（炙十二两）　陈皮（一斤）

共为末，每服三钱，初感风寒生姜汤下。

**四君子汤**　治气虚脾胃不足之症。

人参（三钱）　土炒白术（二钱）　茯苓（二钱）　炙甘草（五分）　加生姜二片大枣三枚

古方用人参，如无力，以西党参代之。

**二陈汤**　治胃经寒痰。

半夏　茯苓　陈皮（各一钱）　炙草（五分）　生姜（二斤）　大枣（二枚）

**橘皮竹茹汤**　治气郁火冲呃逆。

陈皮（二钱）　竹茹（一团）　半夏　人参　甘草（各一钱）

**暖肝煎**　治肝肾阴寒，小腹疼痛疝气。

当归　枸杞（各三钱）　茯苓　小茴香　乌药（各二钱）　肉桂　沉香（各一钱）　加姜（三斤）

**四逆汤**　治少阴中寒肢冷厥逆。

附子（五钱）　干姜（五钱）　炙甘草（二钱）

**小柴胡汤**　治寒热往来，少阳疟疾，口苦耳聋，胸满肋痛。

柴胡（二钱）　赤芍（一钱五分）　甘草　半夏（各一钱）　黄芩（一钱五分）　人参（五分）　生姜（二片）　大枣（三枚）

**蝉花无比散**　治目赤肿痛。

蝉蜕（二两）　羌活（一两）　川芎　石决明　防风　茯苓　赤芍（各一两五钱）　白蒺藜（八两）　炙甘草　当归（各三两）　米泔浸苍术（一两）

为末，开水服。

**一柴胡饮**　治外有邪而内有火，及肝燥胃渴。

生地（三钱）　白芍（二钱）　黄芩（一钱五分）　柴胡　陈皮（各八分）　甘草（五分）

**柴芩煎** 治内火上冲，或为痢疟头痛诸症。

柴胡（二钱） 黄芩 栀子 泽泻（各一钱五分） 木通 枳壳（各一钱）

**左金丸** 治肝气痛。

川黄连（一钱） 吴茱萸（七分）

**消瘰丸** 治瘰，初起即散，久服亦消。

蒸元参 醋 牡蛎 蒸川贝母（各四两）

蜜为丸，每服三钱。

**五痿汤** 治五脏受热而痿。

人参 白术 茯苓（各一钱） 炙草（四分） 当归（一钱五分） 苡仁（三钱） 麦冬（二钱） 黄柏 知母（各五分）

**大承气汤** 治邪热闭结，或食积坚硬，宜下之。

大黄（三钱） 枳实（一钱五分） 浓朴（一钱） 芒硝（三钱）

**小承气汤** 治前症稍缓者。

即前大承气汤去芒硝。

# 肝部药队

## 补肝猛将

### 枸杞子

[害] 虽为益阴除热之要药，若脾胃虚弱，时泄泻者勿入。须先理脾胃，俟泻止用之。

须同山药、莲肉、车前、茯苓相兼，则无润肠之患。故云：脾滑者勿用。

[利] 甘微温，滋肝益肾，填精坚骨，助阳，养营，补虚劳，强筋，明目，除烦，止渴，利大小肠，故又为温大肠猛将。

[修治] 九月采子，酒润一夜，捣烂入药。或用炭。以甘州河西所

产，红润少核者佳。

### 乌梅

［害］病有当发表者，大忌酸收，误食必为害非浅，食梅则津液泄者，水生木也。津液泄则伤肾，肾属水，外为齿，故多食损齿伤筋，蚀脾胃，令人发膈上痰热。

［利］酸涩而温，补肝胆，入肺脾血分，定久嗽，定渴，敛肺之勋，止血痢，涩肠之力。

清音去痰涎，安蛔理痰热，消酒毒，蚀恶肉。疽愈后，有肉突起，乌梅烧敷。一日减半，二日而平，真奇方也。肝以酸为泻，而又以本味，为补肝胆猛将。

［修治］去核微炒，或蒸熟。

### 白梅

［害］按《素问》云：味过于酸，肝气以津。又云：酸走筋，筋病，无多食酸。虽能生津泄肝，然酸味敛束，违其所喜也，不宜多食。齿痛及病当发散者，咸忌之。

［利］乌梅白梅，所主诸病皆取其酸收之义，功用略同。牙闭擦龈，涎出便开，刀伤出血，研敷即止。

［修治］青梅熏黑为乌梅，盐煮为白梅，亦曰霜梅。安吉者肉浓多脂最佳。五月采实，火干，过食而齿齼，嚼胡桃肉解之。

熟者笮汁晒干，收为梅酱，夏月渴，调水饮之。

## 补肝次将

### 山茱萸肉

［害］凡命门火炽，强阳不痿者忌之。膀胱热结，小便不利者，法当清利，此药味酸，主敛，不宜用。阴虚湿热，不宜用。即用当与黄柏同加，恶桔梗、防风、防己。

[利] 酸涩微温，固精秘气，补肝、胆、肾，强阴助阳事，暖腰膝，缩小便，闭遗泄。

还耳聪而已其响。调月事而节过多。蓼实为使。

[修治] 五月采实阴干，以酒润去核，缓火熬干方用，核能滑精不可服。

**菟丝子**

[害] 其性温燥偏补，凝正阳之气，能助人筋脉。肾家多火，强阳不痿，大便燥结者忌之。

[利] 甘辛温，入肝、肾、脾，续绝伤，益气力，强阴茎，坚筋骨。溺有余沥，寒精自出，劳损口苦渴，煎汤任意饮之。寒血为积，为调元上品，得酒良，山药、松枝为使。

[修治] 九月采实曝干，凡用以温水淘去沙，酒浸一宿，曝干捣之，不尽者再浸捣，须臾悉作饼，焙干用。

**何首乌**

[害] 此为益血之物，相恶与莱菔同食，令人须发早白。忌与附子、仙茅、姜、桂等诸燥热药同用，若犯铁器损人。

[利] 苦甘涩微温，入肝肾，收精气，补真阴，强筋益髓，壮阳事，为滋补良药。养血祛风，虚劳瘦、痿弱、瘰疬、补肝、疟家要药，补益肝肾，调和气血，涩气化虚痰。白云苓为使。

[修治] 秋冬取根，大者如拳，竹刀刮皮，米泔浸一夜，切片，用黑大豆拌蒸晒干，如此九蒸九晒乃用。或生用。

**沙苑蒺藜**

[害] 性能固精，若阳道数举，媾精难出者勿服，反成淋浊。

[利] 甘温，补肾益肝，强阴益精，虚劳腰痛，遗精带下。

[修治] 以酒拌蒸，或盐水炒用。今肆中所卖者，俱是花草子，真者绝无。出潼关，状如肾子带绿色。

## 鳖甲

［害］其性阴寒，肝虚无热者忌用。鳖肉凉血补阴，阴冷而难消，脾虚者大忌。恶矾石，忌苋菜、鸡子。

［利］咸寒平属阴，色青入肝，补阴退热而散结，治厥阴血分之病。劳瘦骨蒸寒热温疟母，及经阻难产，肠痈疮肿，惊痫斑痘，元气虚羸，邪陷中焦，鳖甲能益阴热。鳖色青治皆肝症，龟色黑，主治皆肾症。同归补阴，实有分别。龟板以自败，大者为佳。鳖肉凉血补阴，亦治疟痢，加生姜砂糖，煮作羹食，名鳖糖汤。鳖血如用柴胡加入数匙，而不过表。

［修治］色绿，九肋九重七雨者为上。醋炙或酒炙黄，或生用。刮白，除其腥气，恐有倒胃之弊。治劳，童便炙亦可，熬膏良。

## 龙骨

［害］其性涩而收敛，凡泄利肠，及女子漏下、崩中、溺血等症，皆血热积滞而为患，法当通利疏泄，不可便用止涩之剂，恐积滞瘀血在内，反能为害。惟久病虚脱者，不在所忌。

畏石膏、川椒、鱼腥及铁器。

［利］甘涩平，入心、肾、肝、大肠经，能收敛浮越之正气，涩肠益肾固精，安魂镇惊，辟邪解毒，治多梦纷纭，敛汗收脱，缩小便，生肌肉，得人参、牛黄良。

［修治］查近世之修治方法，但煅赤为粉。亦有生用者，或酒浸一宿，焙干研粉，水飞三次用。如急用以酒煮焙干，或云凡入药须水飞晒干，每斤用黑豆一斗，蒸一伏时晒干用，否则着人肠胃，晚年作热也。

## 龙齿

尤能定惊，镇心安魂。龙潜藏于水，气入肾藏中。骨主肾病，故又益肾也。肝藏魂，能变化，魂飞不定者，治之以龙齿。

## 金毛狗脊

［害］其性温燥，肾虚有热，小水不利，或短涩赤黄，口苦舌干，皆忌之。恶败酱、莎草。

［利］苦平，入肝、肾二经，强筋壮骨，治男子腰脚软疼，女人关节不利，萆薢为使。毛名金毛狮子，止金疮血出良。

［修治］二八月采根曝干，火燎去须，切细。子，酒浸一夜，蒸三时取出晒干用，一名扶筋。

## 川续断

［害］禁与苦寒药同用，以治血病，及与大辛热药用于胎前。另有一种草茅根，形如续断，误服令人筋软，恶雷丸。

［利］味苦辛微温，补肝肾，通血脉，理筋骨，主劳伤，暖子宫，缩小便，止遗泄，破瘀血，腰痛、胎漏、崩带、肠风、血痢、痔毒，又主金疮折跌，止痛生肌，痈肿宜收，胎产莫缺。

地黄为使。

［修治］川产良，状如鸡脚，皮黄皱节，节断者真。七八月采根，去向里硬筋，酒浸伏时，焙干入药。

## 冬瓜子

瓜一名白瓜

［害］瓜性冷利，凡脏府有热者宜之。冷者食之瘦人，若虚寒肾冷，久病滑泄者勿食，令人反胃，须起霜食之，乃佳。

［利］甘平，补肝明目，清肺润痰。瓜，其性寒泻热，甘益脾，利二便，止消渴，消水肿，散热毒痈肿。皮，甘寒益脾，以皮行皮，故通二便，能消水肿，泻热毒，止消渴。叶，治消渴、疟疾、寒热。

［修治］七八月采，待霜降后取之，收藏弥年，可作菜，果入药。漆、麝香及糯米触之，必烂。其子在瓤中成列、剖取去瓤，曝干用。凡药中所用瓜子，皆冬瓜子也。

## 鸡

［害］性热动风，凡热病初愈，痈疽未溃，素有风痰人，咸忌之。年久老鸡，脑有大毒，食之能发疔。中其毒发疔者，以玉枢丹解之。冠血性温，痘疮虚寒者得之，固可资其起发，倘因血热而干枯焦黑者，误用能更转剧。世人屡用冠血、桑蠹虫发痘，而不分寒热者，误也。

鸡有五色。黑鸡白首者，六指者，四距者，鸡死足不伸者，阉鸡能啼者，并不宜食，食之害人。

［利］甘温，属巽属木，补虚温中动风，煮汁性滑而濡。乌骨鸡，甘平属水，能益肝肾，退热补虚，治肝肾血分之病。

鸡冠居清高之分，其血乃精华所聚。雄而丹者属阳，故治中恶惊忤，热血沥口涂吹鼻，本乎天者亲上，故涂口眼㖞斜。

鸡子甘平，镇心安五脏，益气补血，散热定惊，止嗽止痢，多食令人滞闷。

哺鸡蛋壳，主伤寒劳复，研敷下疳，麻油调搽痘毒神效。

凤凰衣，主久咳结气失音。

鸡屎白微寒，下气消积，通利大小便。《内经》用治蛊胀，合米炒治症，醋和涂蚯蚓、蜈蚣咬毒。

鸡肫皮，一名鸡内金，一名肶胵（音皮鸱），甘平性涩，鸡之脾也。消水杀虫，除热止烦，通小肠膀胱，治泻痢，便数，遗溺，溺血，崩带，肠风，膈消，反胃，小儿食疟。男用雌，女用雄。

鸡肠治遗溺，小便数不禁。

鸡肝治肝虚目暗，治气噎食不消。

四月勿食抱鸡肉，令人作痈成漏，男女虚乏。小儿五岁以下，食鸡生蛔。鸡肉不可合胡蒜、芥李、犬肝、犬肾及兔食之，恐泄痢。同鱼汁食成心瘕，同鲤鱼食成痈疖，同獭肉食成遁口，同生葱食成虫痔，同糯米食生蛔。

［修治］鸡虽属木，分而配之，则丹雄鸡得离火阳明之象，白雄鸡得庚金太白之象，故辟邪恶者宜之。乌雄鸡属木，乌雌鸡属水，故胎产宜

之。黄雌鸡属土，故脾胃宜之。而乌骨者，又得水木之精气，故虚热者宜之。反毛鸡治反胃，各从其类也。

**牛筋**

[害] 老病及自死牛，食之损人。

[利] 甘温，补肝，强筋，益气力，续绝伤，鹿筋同功。

[修治] 腊月收采，风干用，鲜者力胜。

**羊肝**

[害] 羊食毒草，凡疮家及痼疾者食之即发，宜忌之。反半夏、菖蒲。

[利] 色青，补肝而明目。胆，苦寒，点风泪眼，赤障白翳。羊肉热属火，补虚劳益气力。

壮阳道，开胃，健力，强阴，通气，发疮。肺，通肺气，止咳嗽，利小便；肾，益精助阳。

胲，除翻胃；角，明目杀虫；血，主产后血运闷绝，生饮一杯即活。中金银、丹石、砒硫一切诸毒，生饮即解也。

[修治] 以竹刀切片用，忌铜器及醋。

**吐铁**

[害] 海味咸寒，中寒者忌。

[利] 甘酸咸寒，补肝肾，益精髓，明耳目。

[修治] 产宁波鄞县南田者，大而多脂，为第一。为海错上品，一名麦螺，一名梅螺，用盐卤腌，或用甜酒酿，可带出远，不入煎剂。闽中者，肉磈礧无脂膏，不中食。

**血余胶**

[害] 发灰走血分而带散，其主诸血证者，是血见灰则止，乃治标之义。若仗其补益，未必能也。经熬煅成末后，气味不佳，胃弱者勿服。

[利] 苦温平，入肝肾，兼补阴消瘀，能去心窍之血。治诸血病，吐衄血痢，血淋崩带。

父发与蛋黄同煎，治小儿惊热。已发与川椒共，令本体乌头，胎发尤良。入芎归汤，宜用妇人头发，产妇本发尤妙。

[修治] 将发以皂荚水洗净，入罐固，煅存性。

## 五加皮

[害] 下部无风寒湿邪而有火，及肝肾虚而有火者，勿服。恶玄参、蛇皮。

[利] 辛，顺气而化痰；苦，坚肾而益精；温，祛风而胜湿。疗筋骨之拘挛，逐皮肤之瘀血，治阴痿囊湿，女子阴痒，明目缩便，愈疮疗疝，酿尤良，远志为使。

[修治] 十月采根，剥皮阴干，煮根茎酿酒饮益人。

## 海螵蛸

一名乌贼骨

[害] 气味咸温，血病多热者勿服，恶附子、白及、白蔹。

[利] 咸走血，温和血，入肝肾血分，通血脉，祛寒湿，治血枯，止肠风崩漏，涩久虚泻痢，腹痛环脐，阴蚀肿痛。肉，酸平，益气强志，通月经。

[修治] 出东海，亦名墨鱼。取骨鱼卤浸，炙黄或漂淡用。

## 桑寄生

[害] 杂树上者，气性不同，恐反有害。

寇宗奭云：向有求此于吴中诸邑，采不得，以他木寄生服之，逾月而毙，可不慎哉。

[利] 苦，坚肾，助筋骨，而固齿长发；甘，益血，止崩漏，而下乳安胎，舒筋络而利关节，和血脉而除痹痛。

[修治] 三月采根枝茎叶，铜刀细切，阴干用，勿见火。

### 紫石英

[害] 石药终燥，只可暂用。妇人绝孕，由阴虚火旺，不能摄受精气者，忌用。

[利] 甘辛温，润以去燥回枯，重以镇宁心神，养肝血不足，血海虚，不孕者宜之，暖子宫之要药。白石英甘辛微温，润以去燥，利小便，实大肠，治肺痿、吐脓、咳逆、上气。十剂曰：润可去燥枯，二英之属是也。润药颇多，而徐之才取二紫白石英为润剂，存其意可也。石英五色，各入五脏。俱畏附子、恶黄连。

[修治] 紫石英色淡，莹彻五棱，火煅醋淬七次，研末水飞，白石英如水晶者良。

## 泻肝猛将

### 左顾牡蛎

[害] 凡病虚而多热宜之，虚而有寒者忌之。肾虚无火，精寒自出者非宜。恶吴萸、细辛、麻黄。

[利] 咸以软坚化痰，涩以收脱，微寒以清热，补水、利湿、止渴，海水化咸，潜伏不动，故体用皆阴，为肝肾血分之药，用左者以平肝也。贝母为使，得蛇床、远志、牛膝、甘草良。

[修治] 盐水煮一伏时，煅粉或生用。

### 海蛤蜊壳

[害] 蛤粉善消痰积血块，然脾胃虚寒者宜少用，或加益脾胃药同用为宜。

肉气味虽冷，与服丹石人相反，食之令腹结痛，凡使海蛤，勿用游波，虫骨相似只是面上无光，误饵令人狂走，欲投水如鬼祟，惟醋能解之。

[利] 与牡蛎同功，肉咸冷，止渴解酒。大抵海属咸寒，功用略

同。江湖蛤蚌，但能清热利湿，不能软坚。蜀漆为使。畏狗胆、甘遂、芫花。

[修治] 四五月淘沙取之，炭火研成粉，或生捣碎。

**木瓜**

[害] 下部腰膝无力，由于精血真阴不足者不宜用。其味酸涩，伤食脾胃未虚，积滞多者不宜用。愚谓性温必燥，肾恶燥，故久服损齿及骨。针经云：多食之，令人癃（闭溺者为癃），忌铁器。

[利] 酸涩而温，和脾理胃，敛肺伐肝，气脱能收，气滞能和，故筋急能舒，筋缓能利，攻湿痹，治香港脚，但酸收能闭小便，须与车前子同用。

[修治] 八月采实，切片晒干入药。宣州瓜陈生者良。

**桃仁**

[害] 性善破血，散而不收，泻而无补，过用之及用之不得其当，能使血下不止，损伤真阴。凡经闭不通，由于血虚，而不由于瘀滞；产后腹痛，由于血虚空痛，而不由于留血结块。

大便不通，由于津液不足，而不由于血燥闭结；误用之大伤阴气。双仁有毒，不可用。桃枭，其功专于辟邪祛瘀，病值虚者忌，与桃仁用同。桃花攻决为用，但可施于气实有余之症，若无故而因除百病、美颜色诸谬说而服之，为害不少。耗人阴血，损元气。勿用千叶花，令人鼻衄不止、目黄。藏器乃言，食之患淋。

桃叶苦平，杀虫发汗，采嫩者，名桃心。入药尤胜。

桃子辛酸甘热、微毒，多食令人有热痈疖。

[利] 桃仁苦甘平，入肝大肠两经。破诸经血瘀，润大肠血燥，肌有血凝，而燥痒堪除；热入血结，而狂言可止。香附为使。

[修治] 桃仁，去皮尖炒黄用。或麸炒，或烧存性。润燥活血，宜汤浸。行血宜连皮尖生用。以六七月采桃核，敲碎取仁阴干，采之千叶

者，勿用。以绢袋盛，悬檐下阴干用。桃枭，是桃实在树经冬者，正月采之，实者良，酒拌蒸，焙干去核用。主辟邪祛祟。桃为五木之精，故能解邪杀鬼，亦可杀虫。桃花苦平，峻利通攻，泻痰饮滞血，下宿水，疗风狂。

黄帝书云：食桃饱，入水浴，令人成淋，及寒热病。桃实多食，令人膨胀，及生痈疖，有损无益。与鳖肉同食，患心痛。服术人，忌食之。

### 青橘皮

[害] 性最酷烈，善破胁下小腹之滞气，然误服之，立损真气，为害不浅。凡欲施用，必与补脾药同用，庶免遗患，必不可单用也。肝脾气虚者，概勿施用。辛能发汗，气虚及有汗者，禁用。

[利] 苦辛温，色青气烈，入肝胆气分，疏肝泻肺，引诸药至厥阴之分，下饮食入太阴之仓。最能发汗。柴胡疏气，青皮平下焦肝气，皮能达皮，辛能发汗，故又为泻三焦猛将。破滞气，愈低愈效，削坚积，愈下愈良。

[修治] 八月采，青橘皮乃橘之未黄而青色者，薄而光，其气芳烈。今人多以小柑、小柚、小橙伪之，不可不慎辨之。入药以汤浸去瓤，切片醋炒少用。

### 蓬莪术

[害] 凡经事先期，及一切血热为病忌之。若崩中淋露，皆应补气血，凉血清热则愈。

一切辛走之药，法当所禁，虚人服之，积未去而真气已竭，兼以参、术，或庶几耳。

[利] 辛苦，而辛入肝经，治气中之血，破血行气，消瘀止痛。若须用与健脾、补元之药同用，无损耳。得酒醋良。

[修治] 根如生姜，莪生根下，似卵不齐，坚硬难捣。九月采，削去粗皮，蒸熟曝干。

入气分，灰火煨透，乘热捣之，入血分醋酒磨。

**沉香**

[害] 凡冷气逆气，气郁气结，殊为要药。然而中气虚，气不归元，气虚下陷，忌之。

心经有实邪者，忌之。非命门真火衰者，不宜入下焦药用，阴亏火旺者，切勿沾唇。

[利] 性沉燥辛温，平肝降气，调中气而胃开，补下焦而肾暖，理家痰涎，故入肾、命门，暖精助阳行气，去肌肤水肿，通大肠虚闭，治小便气淋。

[修治] 待燥碾碎，若入剂，惟磨汁，临时冲入。须要色黑不枯，硬重沉于水，油熟者为上，半沉者次之。不可见火，嚼之香甜者性平，辛辣者性热，入丸散以纸裹置怀中。

## 泻肝次将

**香附**

[害] 性燥、苦温之品，而能耗血散气，气虚血弱服之，恐损气而耗血，愈致其疾。凡月事先期，因于血热，法当凉血，勿用此药。误犯则愈先期矣。

[利] 气香，味辛能散，微苦能降，微甘能和，乃血中气药，通行十二经八脉气分。又为入金木之宫，开郁化气，发表消痰药也。统领诸药，随用得宜，乃气病之总司，女科之主帅，故胎产神良。得童便、醋、芎䓖、苍术良。

[修治] 二八月采根下子，阴干火燎去毛，以水洗净，石上磨去皮须。生用上行胸膈，外达皮肤，或磨汁。熟则下走肝肾，外彻腰足。润燥补虚，童便浸炒；入血分盐水炒；行经络酒浸炒；消积聚醋炒；制燥蜜炒；化痰姜汁炒；入肾气盐炒；炒黑止血。故统治三焦，勿犯铁器，稻草煮之，味不苦。

### 木香

[害] 香燥而偏于阳，肺虚有热者，血枯而燥者忌之。元气虚脱，及阴虚内热诸病肿痛，属火者皆禁用。丹溪曰：味辛气升，若阴火冲上者，反取火邪。

[利] 辛苦温三焦气分之药，泄肺气，疏肝气，和脾气，开诸郁，温中而治心疼。生用理气，煨熟止泻，以其降气开郁，故又为泻三焦猛将。畏火。

[修治] 冬月采根，晒干为药，以其形如枯骨，味苦粘牙者良。凡入理气药，只生用，不见火，或磨汁。若实肠止泻，宜面裹。东垣用黄连制，亦有蒸用。

### 延胡索

[害] 辛温，走而不守，经事先期，虚而崩漏，产后虚运，均忌之。

[利] 辛苦而温，入心包、肺、脾、肝，能行血中气滞，气中血滞，调经脉，利产后暴血上冲，折伤积血，疗疝舒筋，理通身诸痛，止肠痛心疼，为活血利气之药也。

[修治] 立夏掘取，今多出浙江笕桥。根如半夏，黄色而坚。产东阳者，粒头细，生用破血，炒用调血，酒炒行血，醋炒止血。

### 柴胡

[害] 柴胡为阴，必阴气不舒，致阳气不达者，乃为恰对。若阴已虚者，阳方无倚而欲越，更用升阳发散，是速其毙矣。故凡元气下脱，病属虚，而气升者，忌之。呕吐及阴虚发热，火炽炎上，不因血凝气阻为寒热者，近此正如砒鸩之毒也。疟非少阳经者勿用。治疟必用柴胡，其说误解。恶皂角，畏女菀、藜芦。

[利] 苦微寒，入肝、胆、三焦、心包四经，为少阳表药，故治疟发表和里退热，主清阳上行；解郁调经，宣畅气血，主阳气下陷。治上焦肝气，前胡半夏为使；行三焦胆经，黄芩为佐；行心包肝经，黄连为佐。

[修治] 二月八月采得，去须及头，用铜刀削去赤薄皮少许，以粗布拭净，切用。勿令犯火，立使无效也。酒炒则升，蜜炒则和。按柴胡有二种：色白黄而大者，为银胡，以劳疟骨蒸虚劳痟热；色微黑者，以解表发散。本经无分别，但用银州者为最，则知其优于升散，而非除虚热之药明矣，衍义所载甚详，故表而分之。

[附录一] 李中梓云：柴胡，少阳经半表半里之药。病在太阳者，服之太早，则引贼入门；病在阴经者，复用柴胡，则重伤其表。世俗不知柴胡之用，每遇伤寒传经未明，以柴胡汤为不汗不吐不下，可以藏拙，辄混用之，杀人不可胜数矣。劳证惟在肝经者用之。若气虚者不过些小助参，非用柴胡退热也。若遇劳证，便用柴胡，不死安待。惟此一味，贻祸极多，表而出之。

[附录二] 温病忌用柴胡论（山阳丁寿昌撰）温病四时皆有而春令尤甚。经云：冬伤于寒春必病温。

凡冬令受寒，即时发者为伤寒；不即时发，留连于经络，至春则寒化为热而为病温。伤寒者，伤于寒也，是为阴伤阳，当助其阳，治以辛温。温病者，伤于温也。是为阳伤阴，当救其阴，治以甘寒。凡温病初起或外感风寒，如荆防薄杏之类不妨少用，而佐以甘寒之品，清热养阴。外感本轻，而身热不退，或初起脉洪、口中作渴，则是温病而非伤寒。一切辛温解表之药，皆不可用。轻者用桑菊饮，重者用银翘散，温病夹有斑疹者用犀角地黄汤，口渴脉洪壮热日甚者用白虎汤，脉虚者加人参，舌有芒刺、身热脉沉、神昏谵语、六七日不大解者用大小调胃承气汤。视人之强弱，病之缓急，酌量用之。此在淮阴吴鞠通先生所撰《温病条辨》中言之最悉。医家但留心此书，按症服药，自无差谬。《温病条辨》中力戒温病不可用辛温发表，而柴胡为尤甚，何也？柴胡入足少阳，为发表升阳之剂。温病初起，在太阳，而本病则在阳明，用柴胡则引入少阳，谓之诛伐无过。且当春少阳司令之际，人多病温。温病者，阳伤阴也。当救其阴，而反以柴胡升少阳之气，益助其阳，阳火上腾，则阴水下涸。是以柴胡下咽，则大汗神昏，遂成不治之症。汗者阴液。汗能亡阳，亦能亡阴。无汗而强发其汗，伤阴而重亡其阴。温病用柴胡，杀人不旋踵。余目击心伤，因撰此论以示人。惟愿留心斯道者，不吝改过。普发慈心，少用一剂柴胡即多活一人性命。即不得已而用表散，柴胡之外，药品尚多，治以辛凉，佐以甘寒，庶不至重伤其阴，致变他症。有病之家，亦宜慎重。凡药用柴胡及辛温发表重剂，皆弃而不用，亦保安性命之一道也。

[附录三] 案：柴胡之有副作用，与不同品种之有毒性，近年来屡有报道。如《煤矿医学》，载柴胡注射液过敏回应报道。《中华内科杂志》药物不良回应的综合报道中，亦载柴胡注射液之毒性回应。又如《黑龙江医药》谈到大叶柴胡有毒，曾引起死亡事故。黑龙江中医学研究所，曾有大叶柴胡毒性之探讨，记载有三例因严重中毒而死亡。特附录于此，提起有关方面注意。

## 芎䓖

[害] 其性辛散，走泄真气。上行头目，下行血海。凡病气升痰喘，虚火上炎，呕吐，咳逆，自汗，易汗，盗汗，咽干口燥，骨蒸发热，作渴烦躁，及气弱人均不宜用。单服久服，令人暴亡，亦泄其真气使然也。畏黄连、硝石，恶黄芪、山茱萸。

[利] 辛温升浮，入心胞、肝、胆、三焦。润肝燥，补肝虚，乃血中气药。升清阳而开诸郁，为搜风散瘀止痛调经。小者名抚芎，止痢开郁，为上升辛散之力也。白芷为使，伏雌黄。

[修治] 八月根下始结，乃可掘取曝干。凡用以川中大块，里色白不油，嚼之微辛甘者佳，酒炒。其苗作菜颇香，俗呼香芹菜。余西北道上曾食之。

## 金铃子

一名苦楝子

[害] 苦寒，若脾胃虚寒者，大忌。

[利] 苦寒，能导小肠膀胱之热，因引心包相火下行，通利小便，为疝气要药。亦治伤寒热厥腹痛，疗疮疥，杀三虫。茴香为使。根皮微寒，杀诸虫，通大肠，采无时。

[修治] 苦楝子，以川中者为良。十二月采得，熬干酒拌，蒸软去皮核，取肉用。凡使肉不使核，使核不使肉，如使核，捣碎用。近惟酒炒，亦有去肉取皮用，则苦寒性减。子如小铃，熟则黄色，故名金铃子。

## 赤芍药

[害] 赤芍破血，凡一切血虚病，及泄泻产后，恶露已行，少腹痛已止，痈疽已溃，并不宜服。恶芒硝、石斛、鳖甲，畏龟甲、小蓟。反藜芦。

[利] 苦酸微寒，泻肝火，专行恶血，兼利小肠。治腹痛、胁痛、坚积、血痹、疝瘕、经闭、肠风痈肿、目赤。能于土中泻木，赤散邪，能行血中之滞，雷丸为使。

[修治] 分栽时，根气味全浓，八九月掘取，切片酒炒，单瓣红芍药入药。

## 栝蒌

一名瓜蒌

[害] 寒胃滑肠，胃虚少食，脾虚泄泻，勿投。畏牛膝、干漆，恶干姜，反乌头。

[利] 苦甘，润肺疏肝，滑肠凉脾，为治肺热咳嗽要药。清上焦之火，使痰气下降，止一切血热，又能荡涤胸中郁热垢腻，生津，止渴，清咽良剂，亦能治结胸，为脾热之主药。

[修治] 九月采取，栝圆黄皮厚蒂小，蒌则形长赤皮蒂粗。阴人服蒌，阳人服栝，并去壳皮革膜及油。土瓜蒌，功用相仿，惟实热壅滞者宜之。稍挟虚切勿妄投。去油捣霜，润肺之性减，而凉脾之功胜，利水

泻热，行血堕胎。

**白蒺藜**

[害] 细审其质性，不过泻气破血之品。故能堕胎。古方俱用以为补肾者，乃误传也。

愚按补肾者，系潼关蒺藜，今肆中所用，盖不分也。

[利] 苦辛而温，泻肺疏肝，散风胜湿，破血催生，通乳闭，消癥瘕。

[修治] 七八月采子，酒炒研，去刺用。

**佛手柑**

[害] 单用多用，亦损正气。

[利] 辛苦温、性中和，理上焦肺气而平呕，健中州脾运而进食，疏气平肝，除痰止嗽。

[修治] 去白或炒，鲜者尤佳。产闽广，古方枸橼，或蒸露用。

**钩藤**

[害] 但性稍寒，无火者勿服。除惊痫、眩晕，平息肝风相火之外，他无所长。凡病风温，邪未入营，尚在上中二焦卫分者，误服之恐致昏谵。以其轻扬入肝，未免激动肝阳上升，升则浊邪上蒙清窍故也。

[利] 甘寒，舒筋，除眩晕、心热、烦躁，下气宽中，治小儿惊痫、客忤胎风，祛肝风而不燥，庶几和中。今去梗，纯用钩，功加倍。

[修治] 三月采，有刺类钓钩，古方多用皮，久煎则无力。俟他药煎就，方入钩藤，三沸即起，颇得力也。时珍曰：苦寒过服，恐伤胃中生发之气，反取火邪。亦久服黄连，反从火化之义也。

**合欢皮**

（见心部药队）

## 血竭

*一名麒麟竭*

［害］善收疮口，却能引脓，性急，不可多用，无瘀积者忌之。

［利］甘咸平，性急色赤，入心肝血分，散瘀生新，除血痛，治金疮折跌，疮口不合，止痛生肌。

［修治］出南番，磨之透甲，烧之有赤汁涌出，久而灰不变色者真。嚼之不烂，如蜡为上。

假者，是海母血，味大咸，有腥气。须另研作粉筛过。若同众药捣，则化尘飞也。

## 玫瑰花

［害］毕竟伐气之品，妇人血枯气上逆者，不可多用。

［利］甘苦平，香而不散，色紫入肝，能引血中之气，肝病用之多效。

## 木蝴蝶

［害］气味淡薄，与病无害。

［利］治肝气，诸书不载，近多用之。盖取木喜疏，蝴蝶善动之意尔。

［修治］形如皂荚，里多白瓤，剖开取出，如蝴蝶状。每张有子一粒，又名千张纸，钱塘赵学敏，已采入《本草纲目拾遗》。

## 铁落

［害］辛平有毒，《素问》治阳气太盛，病狂妄善怒者，用生铁落，正取伐木之义。《本草》载大清服法，言服铁伤肺者，余疑肝字为准。畏磁石、皂荚。

［利］辛平，镇心平肝，定惊疗狂，消痈解毒。铁屑、铁精、铁锈、铁华，大抵借金气以平木坠下解毒，无他义也。铁砂，消水肿黄疸，散瘿瘤，重以镇坠，能伤气，肝肾气虚者，忌用。

［修治］ 砧上打落者，名铁落，即铁屑。如尘飞起者，名铁精。器

物生衣者，名铁华。

针砂，是作针家磨细末也。须真钢砂乃堪用，人多以柔铁砂杂和之，飞为粉，人莫能辨。

## 铜绿

### 一名铜青

[害] 服之捐血，味酸平有微毒。

[利] 酸平，色青入肝，内科吐风痰之聚，外科止金疮之血，女科理血气之痛，眼科主风热之疼，善杀虫疗疳。

[修治] 以醋制铜刮用。

## 绿矾

### 一名皂矾

[害] 绿矾矾红，虽能消食肉坚积，然能令人作泻，胃弱人不宜多用。服此者，终身忌食荞麦，犯之立毙。

[利] 酸涌，凉散，涩收，燥湿化痰，解毒杀虫，利便，消食积，散喉痹。主治同白矾。

赤名绛矾，能入血分，伐肝木，燥脾湿。同苍术、酒曲、醋和为丸，酒下，治木来克土，心腹中满，或黄肿如土色者，名伐木丸，乃上清金蓬头祖师传方。

[修治] 皂矾，以其可染皂色故名，深青莹洁者良。

## 泽兰

[害] 性虽和缓，终是破血之品，无瘀者勿轻用。

[利] 苦泄热，甘和血，辛散郁，香舒脾，微温行血，入肝脾，通九窍，利关节，化宿血，通月经，消癥瘕，散水肿，消蛊，气味和平。入血海，攻击稽留，其消水肿者，乃血化之水，非脾虚停湿之水也。防己为使。

［修治］三月采苗阴干，古方泽兰丸甚多。近今禀赋渐薄，不可常用也。

**明天麻**

［害］凡病患觉津液衰少，口干舌燥，咽干作痛，大便闭涩，火炎头晕，血虚头痛及无风者，忌用。

［利］辛温，入肝经气分，通血脉，疏痰气，治诸风掉眩，头旋眼黑，语言不遂，风湿诸痹，小儿惊痫。子名还筒子，定风补虚，功同天麻。

［修治］三四月采苗，七八月采根，根类王瓜茎，名赤箭，明亮实者佳。湿纸包，于糠火中煨熟取出，切片酒浸一宿，焙干用。

**花蕊石**

*一名花乳石*

［害］大损阴血，凡虚劳吐血，多由火炎迫血上行，当用滋降阴火者，不宜服。无瘀血停积，胸膈不板痛者，亦忌之。

［利］酸涩气平，专入肝经血分，能化瘀血为水，止金疮出血，下死胎胞衣，恶血化则胞胎无阻。

［修治］出陕华诸郡，体坚色黄，采得，罐固济顶，火煅过，出火毒，研细，水飞，晒干用。

**青蒙石**

［害］其功消积滞，坠痰涎，诚为要药。然攻击太过，性复沉坠，凡积滞症结，脾胃壮实者可用。如虚弱者忌用。小儿惊痰，食积实热，初发者可用，虚寒久病者忌之。王隐君制滚痰丸法，谓百病皆生于痰，虚实寒热概用，殊为未妥。不知痰有二因：因于脾胃不能运化，积滞生痰，或多食酒面湿热之物，以致胶固稠黏，咯吐难出者用之，豁痰利窍，除热泄结，应如桴鼓；因于阴虚火炎，煎熬津液，凝结为痰，或发

热声哑，痰血杂出者，如误服之，则阴愈虚，阳火反炽，痰热未退，而脾胃先为败矣。前人立方，不能无弊，在后人善于简择耳。

[利] 甘咸平，入肺胃大肠，能平肝下气，化顽痰痞结，行食积停留。

[修治] 出江北诸山，有青白二种，以坚细青黑，中有白星点者为佳。用坩锅一个，以蒙石打碎，入硝石等分拌匀，炭火簇定，至消尽，其石色如金为度，取出如无金星者，不入药。研末水飞，去火毒，晒干用。

### 蜈蚣

[害] 惟有毒，善走窜。凡小儿慢惊风，口噤不语，大人温疟，非烟瘴气所发，心腹积聚，非虫结蛇瘕，便毒成脓将溃，咸忌用之。畏蜘蛛、蜒蚰、鸡矢、桑皮、戎盐。

[利] 辛温，入肝经，善走能散。治脐风撮口、惊痫、瘰疬、祛风杀虫、堕胎、疮疥蛇症、瘴疟。

[修治] 七八月采，取赤足黑头者，火炙，去头足尾甲，将薄荷叶火煨用。

### 蝎

[害] 有毒，此乃风药。凡似中风，及小儿慢脾风，病属于虚者，法咸禁之。

[利] 甘辛，色青属木，故治诸风眩晕、惊痫搐掣、口眼㖞斜、疟疾、风疮、耳聋、带疝、厥阴风木之病。

[修治] 采无时，青州形紧小者良，全用，谓之全蝎。去足焙尾，名蝎稍。其力尤紧。

### 水蛭

一名蚂蟥

[害] 有毒，破瘀血之药尽多，奚必用此难制之物，戒之可耳。用

时，须煅烟出。畏石灰白盐。

[利] 咸苦平，治恶血积聚，能通经堕胎。赤白丹肿，瘰疬结核，肿毒初起，入竹筒中，令咂病处有功。

[修治] 五六月采，以水中蚂蟥啮人，腹中有血者，曝干为佳。当展其身令长，腹中有子者去之。性最难死，虽以火炙经年，得水犹活。必炒枯黄入药，诸小者不堪用。

## 虻虫

[害] 有毒，专啖牛马之血，逐瘀甚疾。伤寒发黄，脉沉细，少腹，如小便不利者，为无血也。症非蓄血不宜用。若瘀未结者，尤不宜用也。女子月水不通，由于脾胃薄弱，肝血枯竭，而非血结闭塞者，不宜用，孕妇腹中有瘕聚，不宜用。凡病气血虚甚者，形质瘦损，非气足之人，实有蓄血者，勿可妄投。恶麻黄。

[利] 苦寒，攻血，遍行经络，堕胎只在须臾。色青入肝，泻血破瘀。

[修治] 五月蜚虫啖马牛血者，伺其腹满，掩取干之，去翅足，炒熟用。

## 猪肝

[害]《延寿书》云：猪临宰绝气归肝，不可多食，必伤人，饵药人不可食。合鱼鲙食，生痈疽，合鲤鱼肠子食，伤人神。

[利] 苦入肝，诸药中用为向导，泻肝明目。治小儿惊痫，打击青肿，炙贴。作膳常食，有损无益。

[修治] 用时以竹刀切片。

## 穿山甲

一名鲮鱼

[害] 性猛善窜，用宜斟酌。痈疽已溃，痘疮挟虚，元气不足，不能起者，不宜用。

[利] 咸寒有毒，专能行散，通经络，达病所，入肝胃二经。治风湿冷痹，通经下乳，消肿溃痈，为外科要药。

[修治] 深山大谷皆有，如龟而小，如鲤有足尾，甲力更胜。或生用，或酥炙、醋炙、童便炙、油煎、土炒、蛤粉炒，当各随本方制用。

### 王不留行

[害] 其性行而不住，失血后，崩漏家及孕妇，并忌之。

[利] 甘苦平，入阳明冲任之经，走血分，通血脉，利便通经，催生下乳汁，止金疮痈疡疔毒。

[修治] 花如铃铎，实如灯笼，子壳五棱，取苗子蒸，浆水浸，焙用。

## 凉肝猛将

### 龙胆草

[害] 苦寒，大损胃气，无实火者忌之。虽能除实热，泄肝胆，然胃虚血少者，不可轻试。

凡病脾胃两虚，虚而有热者，皆忌服。亦勿空腹服，令人溺不禁，以其泄太甚故也。

[利] 大苦大寒，沉阴下行，入肝胆而泻火，兼入膀胱肾经，除下焦湿热，能明目。柴胡为主，龙胆为使，目疾要药。若目疾初起，宜发散，忌用寒凉；治小儿客忤惊疳，忌地黄。赤小豆，贯众为使。

[修治] 二、八月，十二月，采得阴干，甘草汤浸一宿，漉出曝干用，或酒浸炒。

### 胡黄连

[害] 性味苦寒之极，设使阴血不足，真精耗竭，而脾阴胃气俱弱，切勿妄投。须与健脾胃等药同用，乃可无弊，慎之。忌畏恶，俱同黄连。

［利］苦寒，入胃肝胆三经，主虚家骨蒸，初起可用。久痢，胃气实可用。医小儿疳积惊痫，其性味功用，似黄连。

［修治］不拘时月收采，折之尘出如烟者真。

## 凉肝次将

### 羚羊角

［害］性寒，能伐生生之气，凡肝心二经有热者，宜之。无火热勿用。

［利］苦咸，泻心肝肺邪热，下气降火，解毒散血，祛风舒筋。故能明目去障，治惊痫搐搦，亦治狂越僻谬梦魇，伤寒，伏热，气逆食噎不通。羚之性灵而精在角，故又辟邪，散瘀血而疗痘疮，解诸毒也。

［修治］出西地，似羊而大，角有节，最坚劲，能碎金石，明亮而不黑者良，多两角，一角者更胜。镑片绵包，或磨汁用，入丸散须要不拆原对，绳缚，铁锉锉细，捣筛更研万遍入药，免刮人肠。

### 夏枯草

［害］久服亦伤胃家。

［利］辛苦微寒，缓肝火，解内热，散结气，治瘰疬、鼠瘘、瘿瘤、乳痈、乳岩、目珠夜痛，能散厥阴之郁火故也。土瓜为使，伏汞砂。

［修治］此草夏至后即枯，四月采，晒干用。

### 石决明

［害］多服令人寒中。永不得食山龟，令人丧目。

［利］咸凉，坠肺肝风热而明目，内服疗青盲内障，外点散赤膜外障，除目疾及肝火外，他用甚稀。亦治骨蒸劳热，通淋。

［修治］采无时，七孔九孔者佳。或研，或生捣，或盐水煮用。

### 青蒿

［害］苦寒之药，多与胃家不利。凡产后气虚内寒作泻，及饮食停滞

泄泻勿用。产后脾胃薄弱，忌与归地同用。雷公曰：使子勿使叶，使根勿使茎，子叶根茎四件若同使，翻然成痼疾。

[利] 苦寒，入肝、胆、肾，治三焦，清暑，治骨蒸劳瘦，骨间伏热，杀鬼疰传尸。苦寒之药，多与胃家不和。惟青蒿芬芳袭脾，宜于血虚有热之人，取其不犯中和之气耳。

[修治] 四五月采茎叶，八九月采子，蒿梗功用相同，晒干入药，或熬膏，或蒸露。

**菊花**

[害] 苦寒之品，非胃家所宜。《牧竖闲谈》云：真菊延龄，野菊泄人。故丹溪曰：野菊服之，大伤胃气是也。

[利] 甘苦微寒，补益金水，善制风木，祛胸中之热，祛头目之风，白术、枸杞、地骨皮、桑白皮为使。

[修治] 滁州菊，单瓣色白味甘者为上。杭州黄白茶菊，微苦者次之。其余苦菊，单不入药，或炒黑，或煨炭，或生用。九月采摘曝干。野菊苦辛惨烈有小毒，调中破血，治痈肿疔毒，连茎叶捣，敷服皆效。

**青黛**

[害] 性凉，中寒者勿使，即阴虚有热者，亦不宜用。解毒治火，固其所长，古方多有用于诸血证者。使非血分实热而病，由于阴虚内热，阳无所附，火空上炎，发为吐衄、咯血、唾血等证，用之非宜，愈增其病，宜详辨之。

[利] 咸寒清肝火，解郁结，治中下焦蓄蕴风热，吐血，理幼稚惊疳，敷热毒恶肿。染靛功同。

[修治] 真者从波斯国来，不可得也。今用干靛花，取娇碧者，每斤淘取一两亦佳，内多石灰，故须淘净。

### 芦荟

[害] 苦寒之性，脾胃虚者犯之，洞泄不止。故凡小儿脾胃虚弱，不思食，及泄泻者，禁用。

[利] 大苦大寒，功专清热杀虫，凉肝明目，镇心除烦，治惊痫，敷齿湿癣。

[修治] 出波斯国，状似黑锡，乃树脂也。采之不拘时月，味苦色绿者真。

### 密蒙花

[利] 甘微寒，润肝燥，治目中赤脉，青盲云翳（音义，眼疾也），赤肿眵眼，小儿疳气攻眼。善疗眼疾，外无他用也。

[修治] 产蜀中，树高丈余，叶冬不凋，其花繁密蒙茸，故名。二三月采花，拣净酒润焙用。

## 温肝猛将

### 肉桂

[害] 其气大热，偏胜阳气，表里俱达。和营气，散表邪，出汗，实腠理，则桂枝为长。

故仲景以治冬月伤风寒，病邪在表者。肉桂、桂心实一物也，只去皮耳，此则走里行血，除寒、破血、平肝，入右肾命门，补相火不足。然大忌于血崩，血淋，尿血，阴虚，吐血，咯血，鼻衄，齿衄，汗血，小便因热不利，大便因热燥结，肝热咳嗽，肺热，气不下行，每上见热症，下见足冷，产后去血过多，产后血虚发热，小产后血虚寒热，阴虚五心烦热，似中风，口眼㖞斜，失音不语，语言謇涩，手足偏枯，中暑昏晕，中热腹痛，妇人阴虚，少腹痛，一切温病，热头疼，口渴，阳症发斑发狂，小儿痧疹，腹疼作泻，痘疮血热，干枯黑陷，妇人血热，经行先期，妇人阴虚内热经闭，妇人阴虚，寒热往来，口苦舌干，妇人血热，经行作痛，男妇阴虚，内热外寒，中暑泻利，暴注如火，一切滞下纯血，由于心经伏热，肠风下血，脏毒便血，阳厥似阴，梦遗精滑，虚阳数举，脱阴目盲等三十余症，法并忌之。误投则祸不旋踵。谨察病因，用舍在断，行其所明，无行其所疑，其慎毋尝试也。忌生葱、石脂。

[利] 甘辛大热大温，气浓纯阳，入肝肾血分，补命门相火之不足。益阳消阴，治痼冷、沉寒，平肝，降气，引火归元，益火救元阳，温中扶脾胃，通血脉，下焦腹痛能除，奔豚疝瘕立效。宣通百药，善堕胞胎，得人参、甘草、麦冬良。

[修治] 去粗皮用，或研末冲入药煎，勿令泄气，或用米糁捣和为丸，先吞，或用枣肉糊丸，如前法吞，随症施用。去肉外皮，为桂心，枝小气薄者，为桂枝。又有一种观宾桂，今书官桂，但能温里和营。

### 桂枝

[害] 同前。

[利] 甘辛而温，入肺膀胱，温经通脉，发汗解肌，无汗能发，有汗能止。亦治手足痛风、胁风，为手臂之引经，故列于温肝。用桂枝发汗，乃调其营，则卫自和，风邪无容，遂自汗而解。故用治风寒、咳嗽有奇功，非桂能发汗也。汗多用桂枝者，调和营卫，则邪从汗解，而汗自止，非若麻黄之开腠理发汗也。肉桂在下，主治下焦，桂心在中，主治中焦，桂枝在上，主治上焦。

[修治] 桂之气味最薄者为桂枝，亦称桂木，或密炙用。

### 吴茱萸

[害] 阳厥似阴，手足虽逆冷，而口多渴喜饮水，大小便闭结，小便或通，亦赤涩短少，此火极似水。《内经》谓“诸噤鼓栗，如丧神守，皆属于火”是也。此与桂、附、干姜之类同禁忌。呕吐咳逆上气，非风寒外邪，及冷痰宿水所致者不宜用。腹痛属血虚有火者不宜用。

小肠疝气，非骤感寒邪，及初发一二次不宜用。霍乱转筋，由于脾胃虚弱，冒暑所致，非寒湿生冷干犯肠胃者不宜用。一切阴虚之症，及五脏六腑有热无寒之人，法所咸忌。损气动火，昏目发疮，非寒滞有湿者勿用。即有寒湿者，亦宜酌量少用。

[利] 辛苦大热，疏肝燥脾，温中下气，除湿解郁，祛痰杀虫，逐寒。主厥阴头疼，呕逆吞酸，痞满噎膈食积，泻痢血痹，阴疝奔豚癥瘕，治阴寒攻心痛，香港脚水肿，所谓冲脉为病，逆气里急，又为温膀胱之猛将也。恶丹参硝石，畏紫石英。蓼实为使。

[修治] 九月九日采实，开口陈久者良，阴干须滚汤泡去苦烈汁七次，始可焙用。治疝盐水炒，治血醋炒，止呕姜汁炒，疏肝胃黄连木香汁炒。

## 细辛

[害] 其性升燥发散，凡病内热及火升炎上，上盛下虚，气虚有汗，血虚头痛，阴虚咳嗽，法皆禁用。即入风药，亦不可过五分，服过一钱，使人闷绝，因其气浓而性烈耳。双叶者，服之害人。恶黄芪、野狼毒、山茱萸，忌生菜，畏硝石、滑石。反藜芦。

[利] 辛温香燥，善开窍，散风寒，入心肺肾三经，能行心下水停，宣通游风浮热，口疮喉痹，利九窍。

[修治] 二八月采根纯阳，切去头子，以瓜水浸一宿，曝用。北产华阴者，细而香最佳。

南产者，名土细辛，稍大而不香，又名马辛。

## 胡椒

[害] 辛热之物。如血分有热者，与夫阴虚发热，咳嗽吐血，咽干口渴，热气暴冲，目昏口臭，齿浮鼻衄，肠风脏毒，痔漏泄等症，切勿轻饵，误服能令诸症即时剧作，慎之。世人因其快膈，嗜之者众，然损肺走气，动火动血，损齿昏目，发疮痔脏毒，必阴气至足者方可用。

[利] 辛热，入脾、胃、肝、大肠四经，温中下气，快膈消痰，治寒痰食积。盖此药犹如附桂，使与阴虚火衰，必与归地同用，则无偏胜之

弊也。毕澄茄，即胡椒之大者。

[修治] 五月采收，曝干乃皱。

### 骨碎补

*一名猴姜，又名申姜*

[害] 勿与风药同用，以其苦坚肾，肾脏恶燥，再加风药温燥，反伤血液，是为太过。

[利] 苦温，入肝、肾二经，主骨碎折伤，祛瘀生新，治肾虚泄泻，耳鸣牙痛。

[修治] 冬采根，以铜刀刮去黄毛，细切蜜拌，蒸后晒干用。急用只焙干，不蒸亦得也。

## 温肝次将

### 菟丝子

（见肝部药队）

### 艾叶

[害] 纯阳香燥，凡血燥生热者，禁用。与炙火，亦大损阴血，虚者宜慎。胎动不安，由于热而不由于寒；妊娠下利脓血，由于暑湿；肠胃热甚，而非单湿为病；崩中由于血虚内热。

经事先期，由于血热；吐衄血由于血虚；火旺由于鬼击中恶；霍乱转筋，不由于寒邪，而由于脾胃虚弱凝滞，或于暑湿所致；不孕由于血虚，而不由风冷袭入子宫者，法并忌用。

[利] 生温熟热，辛可利窍，苦能舒通，入肺、脾、肝、肾四经，气血交理。安胎气，暖子宫，故妇科带下调经多需之。理血痢肠风，治崩吐衄，外用灸除百病，陈者良。醋香附为使。

[修治] 三月三日，五月五日，采叶干曝，揉捣如绵，谓之熟艾，陈久者可用。蕲州艾为上，煎服宜鲜者。生用，或烧成炭。入女科丸，醋

煮捣成饼子烘干，再捣为末用。

**山茱萸**

（见本脏补部药队）

**茴香**

[害] 其性温燥，能昏目发疮，若胃肾多火，阳道数举，得热则吐者，均戒。大茴香，性热功用略同。

[利] 辛温香，入胃、肝、肾、膀胱四经，主腹痛疝气，平霍乱血逆，得酒良。

[修治] 八九月采实阴干，小如粟米者，谓之小茴香，力薄，酒炒黄用。自番舶来者，实大如柏，裂成八瓣，一核大如豆，黄褐色，有仁，味更甜，俗呼舶茴香，又曰八角茴香，又名大茴香，入下焦药，盐水炒用。

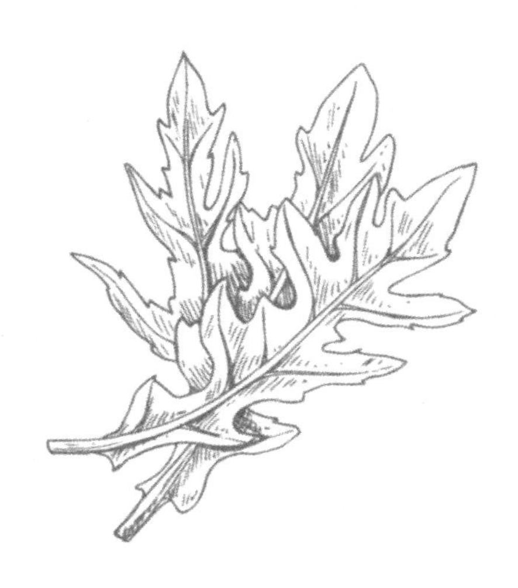

# 脾部（足太阴属脏）

脾属土，中央黄色，后天之木也，下受命门之火，以蒸化谷食，上输谷食之液，以灌溉脏腑，故人生存活之原，独脾土之功为最大，然其性喜燥而恶湿，一受湿渍，则土力衰，而肝木即乘以侮之，位中焦，眼胞鼻准及四肢，皆其分野，与胃相表里，故其药略同。

脾无表症，皆属于里。

**脾虚者**　右关脉必细软，其症为呕吐，为泄泻，为久痢，为腹痛，为肢软，为面黄，为发肿，为肌瘦，为鼓胀，为恶寒，为自汗，为喘，为积滞不消，为饮食化痰，为脱肛，为肠血。

呕吐者，中空也，六君子汤加煨姜主之；泄泻者，土不胜湿也，五味异功散加木香主之；久痢者，气虚下陷也，补中益气汤主之；腹痛者，肝木乘脾也，芍药甘草汤加木香主之；肢软者，脾属四肢也，五味异功散主之；面黄者，本色虚现也，六君子汤主之；发肿者，皮不亮，手按成窟，补中益气汤去升、柴主之；肌瘦者，脾主肌肉也，十全大补汤主之；鼓胀者，中空无物，气虚也，六君子汤主之；恶寒者，阳虚不达于表也，附子理中汤主之；自汗者，脾主肌肉，表虚不摄也，五味异功散加黄芪、五味主之；喘者，土不生金也，五味异功散加北五味、牛膝主之；积滞不消者，化谷无力也，六君子汤加谷芽、砂仁、肉桂主之；饮食化痰者，土不胜湿也，六君子汤主之；脱肛者，气虚下陷也，补中益气汤主之；肠血者，脾不统血也，归芍六君子汤主之。

**脾实者**　右关必洪实，其症为气积，为血积，为食积，为痞积，为虫积，为痰饮，为蛊胀，为腹痛，为不能食。

气积者，气郁发闷也，沉香降气丸主之；血积者，蓄血作痛如刺，有定处也，泽兰汤主之；食积者，坚滞胀满也，大和中饮主之；痞积者，血滞成痞，瘕癖可按也，太无神功散、和中丸主之；虫积者，湿热所化也，唇内有白点，化虫丸主之；痰饮者，或停心下，伏两胁有声，咳则痛，小半夏加茯苓汤主之；蛊胀者，中实有物，非蛊即血也，和中丸主之；腹痛者，中有滞也，香砂二陈汤加山楂、麦芽、浓朴主之；不能食者，食未消也，保和丸主之。

**脾寒之症**　右关必沉迟，唇舌必白，其症为呕吐，为泄泻，为白痢，为腹痛，为身痛，为黄疸，为湿肿，为肢冷，为厥脱。

呕吐者，食不消而反胃也，平胃散主之；泄泻者，土失职也，六君子汤加炮姜主之；白痢者，积寒伤气也，六君子汤加木香主之；腹痛者，绵绵不减，香砂理中汤主之；如挟食拒按，木香丸，身痛者，拘急为风，重坠为湿，风用香苏散，湿用苍白二陈汤，黄疸者，土为湿制，有阴寒之象，熏黄色暗，茵陈五苓散，湿肿者，不烦渴，喜热，五苓散主之；肢冷者，阳气不营于四末也，附子理中汤主之；厥脱者，气衰火息也，附子理中汤加大剂人参主之。

**脾热之症**　右关必数，舌苔薄而黄，唇赤，其症为热吐，为流涎，为洞泄，为泻渤，为赤痢，为腹痛，为目胞肿痛，为酒疸，为眩晕，为阳黄疸。

热吐者，食不得入也，橘皮竹茹汤加姜汁炒黄连主之；流涎者，睡中出沫，脾热蒸湿也，黄芩芍药汤主之；洞泄者，暑湿胜土，一泄如注也，四苓散加益元散主之；泻渤者，暑湿内搏，利如蟹渤，将变痢也，黄芩芍药汤主之；赤痢者，暑热伤血也，治痢奇方主之；或葛根治痢散，噤则开噤散，腹痛者，乍作乍止，芍药甘草汤加黄连清之，目胞肿痛者，火上升也，柴芩煎主之；酒疸者，酒湿积而为疸也，加味枳术汤加茵陈、葛根主之；眩晕者，酒湿生热上蒸也，葛花清脾汤主之；阳黄疸者，黄如橘皮有光，目溺皆黄，栀子柏皮汤主之；如便闭，茵陈大黄汤。

# 脾部列方

**六君子汤** 治气虚挟痰。

即四君子汤加制半夏一钱五分，陈皮一钱。

**五味异功散** 治气虚。

即四君子汤加陈皮一钱。

**补中益气汤** 中气下陷，以此升之。

黄芪（一钱五分） 土炒白术 人参 当归 炙草（各一钱） 柴胡 升麻（各三分）陈皮（五分） 加生姜一片 大枣二枚

**芍药甘草汤**（见肝部列方）

**十全大补汤** 治阴阳并虚而畏冷。

即八珍汤加黄芪二钱，肉桂六分。

**附子理中汤** 治脏寒将脱之症，用以回阳。

人参 白术（各二钱） 附子 干姜 炙甘草（各一钱）

**归芍六君子汤** 治脾阴虚弱，下血。

归身 白芍（各二钱） 人参 白术 茯苓（各一钱五分） 陈皮 半夏（各一钱） 炙草（五分）

**沉香降气丸**（见心部列方）

**泽兰汤** 治经闭调血脉。

泽兰（二钱） 柏子仁 当归 白芍 熟地 牛膝 茺蔚子（各一钱五分）

**大和中饮** 治食积胀闷。

枳实（一钱） 浓朴（一钱五分） 麦芽 楂炭（各二钱） 陈皮（一钱） 砂仁（八分） 泽泻（一钱）

**太无神功散** 治一切痞积。

地蓄 瞿麦穗 麦芽（各五钱） 神曲（二钱五分） 沉香 木香（各一钱五分） 炙草（五钱） 酒蒸大黄（二两）

共为末，每服二三钱，灯心竹叶汤下，女人红花当归汤。

**和中丸** （见肝部列方）

**化虫丸**（见心部列方）

**小半夏加茯苓汤**（见心部列方）

**香砂二陈汤** 治脾滞腹痛。

木香（一钱） 砂仁（一钱） 制半夏 陈皮 茯苓 炙草（各一钱五分） 加生姜一片大枣二枚

**保和丸** 治伤食。

麦芽 山楂 莱菔子 浓朴 香附（各一钱） 炙草 连翘（各五分） 陈皮（一钱五分）

水煎服亦可。

**平胃散** 治脾胃不和，胀满呕吐霍乱等症。

藿香（一钱五分） 浓朴（一钱二分） 苍术（八分） 陈皮（一钱）

**香砂理中汤** 治脾寒腹痛。

木香（一钱） 砂仁（一钱） 人参 白术（各二钱） 干姜 炙草（各一钱）

**木香丸** 治寒积腹痛拒按，名曰阴结。

木香 丁香（各一钱五分） 干姜（三钱） 炒麦芽（五钱） 陈皮（三钱） 巴豆（三十粒）

**香苏散** 治时邪感冒，头痛发热等症。

苏叶（一钱五分） 陈皮 香附（各一钱二分） 荆芥 秦艽 防风 蔓荆子（各一钱）川芎（五分） 甘草（七分） 加生姜（三片）

**苍白二陈汤** 治受湿身痛。

即前方去木香、砂仁，加苍术、白术各一钱。

以神曲煮糊为丸，每服十丸。

**茵陈五苓散** 治阴黄小便不利。

茵陈 白术 茯苓（各一钱五分） 猪苓 泽泻（各七分） 薄桂（五分）

**五苓散** 治小便不通。

茯苓（三钱） 猪苓 泽泻（各八分） 白术（一钱五分） 桂枝（一钱）

**橘皮竹茹汤**（见肝部列方）

**黄芩芍药汤** 治脾热流涎，利如蟹渤等症。

黄芩 白芍（各二钱） 生甘草（一钱）

**四苓散** 治伏暑泄泻。

白术 猪苓 木通（各一钱） 赤苓（三钱） 车前 泽泻（各二钱）

水煎，用益元散三钱冲服。

**益元散**（见心部列方）

**治痢奇方** 治暑痢。

川连（六分） 酒芩 浓朴 归身 白芍（各一钱五分） 山楂（三钱） 甘草（五分） 桃仁 青皮 红花（各八分） 枳壳 地榆（各一钱） 槟榔（一钱二分）

如白痢加木香六分。

**葛根治痢散** 治痢初起，赤白皆效。

葛根（一钱五分） 酒炒苦参（八分） 陈皮（一钱） 赤芍 陈松萝茶 炒麦芽 山楂（各一钱二分）

上为细末煎服，有火者加川连五分。

**开噤散** 治噤口痢。

人参 姜汁炒黄连（各五分） 石菖蒲（七分） 丹参（三钱） 石莲子 茯苓 陈皮 冬瓜仁（去壳各一钱五分） 陈米（一撮） 荷叶蒂（二个）

**柴芩煎**（见肝部列方）

**加味枳术汤** 治酒疸，湿热发黄。

白术（二钱） 枳实 陈皮 麦芽 山楂 茯苓 神曲 连翘（各一钱） 茵陈 荷叶（各一钱五分） 泽泻（五分） 如伤酒加葛根一钱

**葛花清脾汤** 治酒湿生热生痰，头眩头痛。

葛花（一钱） 枳子（三钱） 赤苓（三钱） 泽泻 茵陈 酒芩（各二钱） 山栀 车前子（各一钱五分） 甘草（五分） 橘红 浓朴（各一

钱）

**栀子柏皮汤**　治郁热在里而发黄疸，名曰阳黄。

栀子（三钱）　黄柏（二钱）　炙草（一钱）

**茵陈大黄汤**　治黄疸热闭。

茵陈（三钱）　栀子　大黄（各二钱）

# 脾部药队

## 补脾猛将

### 白术

［害］五脏皆阴，世人但知补脾，此指脾为湿土之脏，术能燥湿，湿去则脾健，故曰补也。

不知脾无湿邪者用之，反燥脾家津液，是损脾阴也，何补之有？此最易误，故特表而出之。

凡血少、精不足，内热骨蒸口干唇燥，咳嗽吐痰吐血，齿衄鼻衄咽塞，便秘滞下者咸宜忌之。肝肾有筑筑动气者勿服。术性燥而闭气，刘涓子痈疽论云：溃疡忌白术，以其燥肾闭气，而反生脓作痛也。

［利］苦甘温，健脾进食，消谷补中，化胃中痰水，理心下急满，利腰脐血结，祛周身湿痹，君枳实以消痞，佐黄芩以安胎。茯苓为使。

［修治］野术、于潜术、仙居术为胜。台产术力薄，只可调理常病，若生死关头，断难恃以为治。江西术，与浙江野术相似，苦劣不堪用。陈壁土炒，或人乳拌蒸，糯米泔浸。

### 黄精

［害］生用，则刺人咽喉。

［利］甘平，入脾，补中益气，安五脏，润心肺，填精髓，助筋骨，除风湿，杀下三尸虫。

似玉竹而稍大，故俗呼玉竹黄精。又一种似白及，俗呼白及黄精，又名山生姜，则恐非真者。溪水洗净，九蒸九晒用。

## 补脾次将

### 山药

一名薯蓣

[害] 忌同面食。

[利] 甘平，入脾、肺、肠胃四经，益气强阴，治虚损劳伤心脾，长肌安神，清其虚热，除泻利，止遗精。

[修治] 洗净，切片晒干，或炒黄用。入脾胃土炒，入肾盐水炒。

### 白扁豆

[害] 多食壅气，患寒热者不可食，盖邪疟未尽，及伤寒外邪方炽，不可服此补益之物耳。

如脾胃虚及伤食，劳倦，发寒热者，不忌。

[利] 甘温，补脾胃，降浊升清，消暑除湿，止渴止泻，专治中宫之病。衣，清皮肤之湿热。叶，利暑湿。

[修治] 炒研，或生用，或去皮炒。时珍曰：凡用取硬壳扁豆子，连皮炒熟入药。

### 薏苡仁

一名米仁

[害] 此除湿燥脾之药，凡病患大便燥结，小水短少，因寒转筋，脾虚无湿者忌。妊妇禁用。

[利] 甘淡微寒，入胃土胜水，淡渗湿泻水，故能健脾。香港脚疝气，泄痢热淋，益土所以生金，故补肺清热，治肺痈、肺痿、咳吐脓血等症。

[修治] 凡使每一两，以糯米一两同炒熟，去糯米用。亦有更以盐汤

煮过者，或炒，或生用。

### 大枣

[害] 虽能补中而益气，然味过于甘，甘令人满，脾必病也。故中满勿服。凡风痰、痰热及齿痛，俱非所宜。小儿疳病亦禁。生者尤为不利，多食致寒热。热渴膨胀，动脏腑，损脾元，助湿热。凡形羸瘦者，不可食。杀乌附毒。忌葱鱼同食。

[利] 甘平，调中益气，滋脾土，润心肺，和营卫，缓阴血，生津液，悦颜色，和百药。

红枣，功用相仿，差不及尔。

[修治] 擘去核用，青州枣，核细形大，多膏甚甜特佳。晒。晋州枣，肥大甘美，次之。

频食生虫损齿，贻害多矣。红枣益脾胃，余者止可充食。入和解药，姜汁炒香，入醒胃药，但去核炒香糊丸，药蒸透，乘热去皮核捣烂。

### 甘草

[害] 甘，令人中满。有湿之人，若误用之，令成肿胀。故凡诸湿肿满胀病，及呕家酒家，咸不宜服。

[利] 甘平，入心肺脾胃。生用气平，补脾胃不足，而泻心火；炙用气温，补三焦元气。

若入和剂则补益，入汗剂则解肌，入凉剂则泻邪热，入峻剂则缓正气。姜附加之，恐其潜上；硝黄加之，恐其峻下；皆缓之之意，稍止茎中作痛，节医毒肿诸疮。

[修治] 以大径寸，而结紧断文者为佳，谓之粉草。细者名统草，补中炙用宜大者，泻火生用宜细者。白术、苦参、干漆为使。恶远志，反大戟、芫花、甘遂、海藻，然亦有并用者。

胡洽治痰癖，十枣汤加甘草。东垣治结核，与海藻同用。丹溪治劳瘵，与芫花同行。非妙达精微者，不能知此理也。余疑远志与甘草相恶，必误载，以远志用甘草水浸用可知。

## 泻脾猛将

### 枳实

[害] 惟专消导，破气损真。丹溪云：泻痰，有冲墙倒壁之力，其为勇悍之气可知。凡中气虚弱，劳倦伤脾发为痞满者，法当调中益气，则食自化，痞自消，若再用此破气，是速其毙也。胀满，非实邪结于中下焦，手不可按，七八日不更衣者，必不可用。挟热下利，亦非燥粪留结者，必不可用。伤食停积，多因脾胃虚，不能运化所致，慎勿妄投。如元气壮实，有积滞者，不得已用一二剂，病已即去之。若不识病之虚实，一概施用，损人真气，为厉不浅。误投，虽多服参芪补剂，亦难挽其克削之害也。故特表以为戒。孕妇尤忌。

[利] 苦酸微寒，入肺、脾、胃、肝、大肠五经。破积有雷厉风行之势，泻痰有推墙倒壁之威。解伤寒结胸，除心下急痞。按：枳实、枳壳，性效不同。

[修治] 皮厚而小者为枳实，完大者为枳壳，皆以翻肚如盆口状，陈者为良。采破，除核，微炙令干，切片，小麦麸炒焦去麸用。

### 莱菔子

[害] 莱菔惟专下气，复能耗血，久食涩营卫，白人须发。服地黄、首乌者，不可食。子，消痰下气更速。凡虚弱者服之，气难布息。

[利] 辛温，入肺、脾、胃，长于利气。炒熟下气定喘，消食除膨。生研堪吐风痰。醋调能消肿毒。治痰之功，有以冲墙倒壁为喻者。误服参，此能消之。

莱菔辛甘平，生食宣气，熟食降气，宽中消食，化痰散瘀。叶（亦称菜）辛苦温，功用略同，亦甚消伐，檐上过冬经霜者，治喉痹黄疸有神功。烟熏垂死，嚼汁咽下。

[修治] 煮食过多，停滞成溢饮，生则噫气，熟则泄气，多食渗人

血，白须发，非独因其下气，涩营卫也。

## 泻脾次将

### 六神曲

［害］辛温燥烈之品。凡脾阴虚，胃火盛者，不宜用。能落胎，孕妇不宜用。近今药肆中，多酒药曲，其性酷烈，伤人脏腑，断不可服。

［利］甘平温，入脾胃二经。健脾消谷，食停腹痛无虞，下气行痰，泄利反胃有藉，亦能损胎。

［修治］六月六日，五月五日，以白曲百斤，青蒿、苍耳、野蓼，各取自然汁三升，杏仁泥、赤小豆末各三升，以配青龙、白虎、朱雀、玄武、勾陈、腾蛇六神，通和作饼，麻叶或楮叶包裹，如造酱黄蒸法，待生黄衣，晒干收之，陈久者良。研细炒黄。建神曲力胜，出福建泉州，范志吴一飞所造百草曲，每块重不过两，曲中大麦，囫囵不碎，劈取咬之，口中觉清香者真。炒研末服。如其麦粒淡无气味者，伪品也。近今各地用酒曲入诸药草及毒药造成，其性酷烈，断不可用。

### 麦芽

［害］有积消积，无积消人元气，堕胎。

［利］甘咸温，入脾胃二经。熟腐五谷，消导而无停；营运三焦，宣通而不滞。快脾宽肠，和中下气，散结祛痰，尤善通乳，亦催生而坠胎。

［修治］今以大麦发芽，炒焦用。古方麦芽，实麦为芽耳。

### 山楂

［害］性能克伐，化饮食，若胃家无食积，及脾虚不能运化，不思食者服之，反致克伐脾胃生发之气，令人嘈烦易饥。如脾胃虚，兼有积滞者，当以补气药同施，亦不宜过用也。《物类相感志》云：煮老鸡硬肉，入山楂数颗即易烂，其消食克伐之力，则愈彰矣。凡服人参不相宜者，

服山楂即解。一补气，一破气也。又能损齿，齿龋人尤不宜也。

[利] 酸甘微温，入脾胃二经。健脾行气，消食磨积，化痰散瘀，善去肉食腥膻油腻之积，与麦芽之消谷积者不同。佐以茴香治疝气，砂糖调服，治儿枕痛，发小儿痘疹，行乳食停留，炒成炭，则健脾消食之功良，而酸收之性减。

[修治] 九月霜降后，取熟者去核，晒干炒用。

**枳壳**

[害] 泄肺走大肠，而能损至高之气，肺气虚弱者忌之。脾胃虚，中宫不运，而痰壅喘急者忌之。咳嗽不因于风寒入肺而气壅者服之，反能增剧。咳嗽由阴虚火炎者服之，立致危殆。

[利] 苦微寒，入肺、脾、胃、肝、大肠五经，破至高之气，除咳逆停痰，助传导之官，消水留胀满，兼能清膀胱，枳实性急，枳壳性缓，俱可磨汁用，而力更迅。

[修治] 去瓤切片，麸皮炒用。

**大腹皮**

[害] 性与槟榔相似，病患稍涉虚者，概不可用。

[利] 辛微温，泄脾下气，宽胸行水，通大小肠，治水肿、香港脚、痞胀、痰膈、瘴疟。

[修治] 去子洗净，如绒，用其子，近今肆中，伪充槟榔入药。孙思邈曰："鸩鸟多栖槟榔树上，凡用槟榔大腹子皮，宜先以酒洗，以大豆汁再洗过，晒干入灰火烧煨，切用。

**浓朴**

[害] 辛温大热，性专消导，散而不收，脱人元气，略无补益之功。故凡呕吐不因寒痰冷积，而由于胃虚火气炎上；腹痛因于血虚脾阴不足，而非停滞所致；泄泻因于火热暴注，而非积寒伤冷；腹满因于中气

不足，气不归元，而非气实壅滞；中风由于阴虚火炎，猝致僵仆，而非西北真中风；寒邪伤寒发热头痛，而无痞寒胀满之候；小儿吐泻乳食，将成慢惊；大人气虚血槁，延为膈症；老人脾虚不能运化，偶有停积；娠妇恶阻，水谷不入，娠妇胎气升眩晕，娠妇伤食停冷，娠妇腹痛泻痢，娠妇伤寒伤风，产后血虚腹痛，产后中满作喘，产后泄泻反胃；以上诸症，法所咸忌。若误投之，轻病变重，重病必危。不究其源一概滥用，虽一时未见其害，而清纯冲和之气，默为之耗，娠妇服之，大损胎元，可不慎哉。恶硝石、泽泻，忌豆。

[利] 苦降能泻实满，辛温能散湿满。入脾胃二经，平胃气，调中，消痰，化食，行结水，破宿血，散风寒，调胸腹而止痛，杀脏虫，治反胃，呕逆喘咳，泻利冷痛共主，乃结者散之之药也。干姜为使。

[修治] 七八月采之，味甘美，取皮阴干，姜汁炒，刮去粗皮，用生姜汁炒炙，或浸炒用。

味苦，不以姜制，则棘喉舌。梓州龙州者为上，皮极鳞皱而紫色多润，味辛者佳。薄而白者，不堪入药。

### 使君子

[害] 无虫积者勿食，凡小儿泄泻，是暑气所伤者，禁与肉果、诃子等涩热药同用。服使君子后，亦忌食热物热茶，犯之即作泄泻。

[利] 甘温，入脾胃二经。杀虫消积，治五疳、便浊、泻痢疮。为小儿科要药。

[修治] 出岭南州郡。七月采子壳，生用或蒸熟食，或以壳煎汤咽下，或云七生七煨合服。

### 白芷

[害] 燥能耗血，散能损气，有虚火者忌。凡呕吐因于火者禁用。漏下赤白，由阴虚火炽，血热所致者勿用。痈疽已溃，宜渐减。

[利] 辛温，入肺、脾、大肠三经。通窍发汗，除湿散风，皮肤燥

痒，风热为病；及血崩血闭，肠风痔，湿热为病；尤治头风齿痛，目泪眉疼宜之。

[修治] 二八月采根曝干，以黄泽者为佳。洗刮寸截，以锻石拌匀晒收，为其易蛀并欲色白，入药微焙切片用，勿用四条一处生者，名丧公藤，又勿用马兰根。

### 鸡内金

[害] 同麦芽。

[利] 甘平性涩，入脾祛烦热，消水谷，通大小肠，治遗溺便数。

[修治] 剖取，不可落水，去宿食，瓦上炙入药。男用雌，女用雄。

### 橘皮

[害] 气味辛温，能耗真气。凡中气虚，气不归元，忌与耗气药同用。胃虚有火呕吐，不宜与温热香燥药同用。阴虚咳嗽生痰，不宜与半夏、南星等同用。

化州陈皮，消伐太峻，不宜滥用。

[利] 苦辛温，入肺、脾、胃三经。止嗽定呕清痰，理气和中妙品。留白补胃偏宜，去白疏通专掌。化州陈皮，苦能泄气，又能燥湿，辛能散气，温能和气，同补气药则补，同泻药则泻，同升药则升，同降药则降。

橘络辛温，宣气通络，治络用为引经，酒炒用。橘红以皮行皮，兼能治表寒。橘皮性温，柑柚皮性冷。

[修治] 广东新会皮为胜，陈久者良，故名陈皮。福建产者名建皮，力薄。浙江衢州出者名衢皮，更次矣。去白名橘红，痰嗽童便浸晒，痰积姜汁拌，入下焦盐水炒济，和蜜炙。去红曰橘白，疏通滞气，盐水炒用。化州陈皮，消痰甚灵，真者绝少，无非柚皮而已。橘皮下气行痰，橘肉生痰聚气，一物也，而相反如此。橘皮纹细，色红而薄，内多筋络，其味苦辛。

柑皮纹粗色黄而浓，内多白膜，其味辛甘。柚皮最浓而虚，纹更粗色黄，内多膜无筋，其味甘多辛少。但以此别之，则不差矣。柑皮犹可用，柚皮则悬绝矣。

### 槟榔

[害] 能坠诸气，至于下极，气虚下陷者，所当远避。如脾胃虚，虽有积滞者不宜用。

下利非后重者不宜用。心腹痛无留结及非虫积者勿用。疟非山岚瘴气者不宜用。凡病属阴阳两虚，中气不足，而非肠胃壅滞，宿食胀满者，悉在所忌。多食亦发热。岭南多瘴，以槟榔代茶，损泄真气，所以居人多病少寿。

[利] 苦辛温，入脾、胃、大肠三经。降至高之气，疏后重之急，攻痰癖，去肿胀，消食积而治疟，疗香港脚而杀虫，辛能破气，苦能杀虫。

[修治] 浸透切片，近时方药，亦有以火煨焙用。然出生白槟榔，须本境可得，若他处者，必经煮熏，安得生者耶?

## 凉脾猛将

### 大黄

[害] 经曰：实则泻之。此大苦大寒峻利之性，猛烈之气，长驱直捣，一往直前，苟非血分热结，六脉沉实者，切勿轻与推荡。大黄乃血分之药，病在气分，及胃寒血虚，并胎产而用之者，是为诛伐无过矣。凡病血闭由于血枯，而不由于热积；寒热由于阴虚，而不由于血积；癥瘕由于脾胃虚弱，而不由于积滞停留；便秘由于血瘀、血燥、肠燥，而不由于饮食停滞；女子少腹痛，由于厥阴血虚，而不由于经阻老血，瘀结滞下者不宜用。初起即属胃虚，当以补养胃气，清消湿热为本，而不可妄加推荡，当谨慎分别。若轻发误投，损伤胃气，多至危殆，戒之戒之!

[利] 大苦大寒，入脾、胃、心、肝、大肠五经。泻有形积滞，水食痰结者宜之。有拨乱反正之功，得峻快将军之名。清血分实热，血瘀血逆者宜之。

仲圣泻心汤，治心气不足而吐衄，乃心气不足而包络肝胆与胃之邪火有余，虽曰泻心，实泻经血中伏火也。又心下痞满，按之濡者，用大黄黄连泻心汤，亦泻脾胃湿热，非泻心也。病发于阴，下之则痞满，乃寒伤营血，邪气乘虚结于上焦。胃之上脘当心，故曰泻心，实泻胃也。病发于阳，下之则结胸，乃热邪陷入血分，亦在上脘，大陷胸汤丸皆用大黄，亦泻脾胃血分之邪。若结胸在气分，只用小陷胸汤，痞满在气分，只用半夏泻心汤。

[修治] 川产如锦纹者良。洗切片，浸取汁，冲入药。制用酒浸，或酒拌蒸，则性缓而能上行。邪热之在上者，借酒行之，以成勋也。生熟之力不同，生用更峻。欲取通利者，不得骤进谷食。大黄得谷食，不能通利也。

**黄芩**

[害] 凡苦寒性燥，功能除热，而非补益之品。但无湿者，如脾肺虚热，及中寒作泄，中寒腹痛，肝肾虚水肿，血枯经闭，肺受寒邪喘嗽，及血虚胎不安，阴虚淋漏皆忌。胎前若非实热而服之，因损胎元矣。

[利] 苦寒，中虚而大者曰枯芩，泻肺火，清肌表之热，并理目赤，疔痈。坚实而细者曰条芩，即子芩，泻大肠火，治澼痢腹痛，兼可安胎，亦治上焦风热湿热，利水。二芩俱兼入脾经，苦能燥湿，泄热下气也。轻飘者上行，坚重者下降，不可不别也。柴胡退热不及黄芩，柴胡苦以发之，散火之标，黄芩寒以胜热，折火之本。

若饮食受寒，腹中痛，及饮水心下悸，小便不利，而脉不数者，是里无热也。

[修治] 得酒炒则上行，得猪肝汁炒，除肝胆火，得柴胡退寒热，得芍药治下痢，得桑白皮泻肺火，皆取苦寒泻有余之邪。

### 栝蒌

（见肝部泻将）

## 凉脾次将

### 川黄柏

[害] 固能除热益阴，然阴阳两虚之人，病兼脾胃薄弱，饮食少进，及食不消，或兼泄泻，或呕恶冷物，及好热食，肾虚天明作泻，上热下寒，小便不禁，少腹冷痛，子宫寒冷，血虚不孕，阳虚发热，瘀血停滞，产后血虚发热，金疮发热，痈疽溃后发热，伤食发热，阴虚小水不利，痘后脾虚，小水不利，血虚不得眠，血虚烦躁，脾阳不足作泄等症，法并忌服。必尺脉洪大，按之有力方用之。苦虚火误服，有寒中之变。

[利] 苦寒，入脾、肾、膀胱、大肠四经。统凉三焦，泻龙火而救水，利膀胱之湿热。

佐以苍术，理足膝之痹痛。渍以蜜水，嗽口舌之生疮。

[修治] 川产肉厚色深者良。生用降实火，炒黑止崩带。酒制治上，蜜制治中（蜜炙，庶不伤胃），盐制治下。

### 山栀子

（见心部泻将）

### 知母

[害] 伤胃滑肠，令人作泄，凡阳痿及易举易泄，脾弱，饮食不消化，胃虚不思食，肾虚溏泄等症，法并禁用。士材云：苦寒肃杀，非长养万物者也。世以其滋阴，用治虚损，则如水益深矣。

[利] 辛苦寒滑，清肺热，泻肾火之有余，入二经气分。润肾燥滋阴，消痰定嗽，止渴除烦，兼能安胎，利二便，消肿，为凉脾胃大肠之品。知母须，其根也，力薄而苦寒性减。

[修治] 二八月采根，凡用拣肥润里白者，去毛切，得酒良。上行酒浸焙干，下行盐水拌焙。忌铁。

### 净银花

[害] 其气寒凉，凡虚寒体及脾胃薄弱者勿服。恐有寒中腹痛，便溏泄泻之患。痈疽溃后宜少用。经谓寒则血涩，不易收敛也。

[利] 甘平，入脾肺，解热化毒，疗风养血，除利宽膨。净银花性加凉而解热化毒之力更胜。忍冬藤，甘寒无毒，祛风解毒，而舒筋结。

[修治] 四月采花阴干，不拘时采。藤干者不及生者力速，酿酒、代茶、熬膏并妙，蒸露尤佳。

### 武夷茶

[害] 寒胃消脂。酒后饮茶，引入膀胱肾经，能令人腰脚膀胱冷痛。患瘕疝水肿拘挛，空心尤忌多食。发黄消瘦，使人不睡，多成饮症。

[利] 苦甘微寒，入心、肺、脾三经。下气消食，祛痰热，除烦渴，清头目，利小便，解炙爆油腻之毒，消痔漏等疮。

武夷茶，消食偏长，饮之宜热。冷则聚痰。与榧肉同食，令人身重。

[修治] 三四月采，焙干，芽尖入药。

## 温脾猛将

### 制附子

[害] 大热纯阳，其性浮多沉少。若内真热，而外假寒，阴虚内热，血液衰少，伤寒，温疫，热霍乱，阳厥等症，投之靡不立毙。谨列其害于后。医师令命，宜深凿之，亦人之大幸也。凡病患一见内热口燥，咽干口渴，渴欲引饮，咳嗽痰多，烦躁，五心烦热，恶寒，阴虚内热外寒，虚火上攻齿痛，脾阴不足，以致饮食无味，小便黄赤短涩及不利，大便不通或燥结，腹内觉热闷，喜饮冷浆及鲜果，畏火及日光，兼畏人声及木声，及虚阳易兴，梦泄不止，产后发热，产后血行不止，及恶疮

臭秽，小产憎寒壮热，中暑厥晕，阴虚头晕，中暑暴泄，利下如火，赤白带下，小儿中暑伤食作泄，小便短赤，口渴思饮，血虚腹痛，按之即止，火炎欲呕，外类反胃而恶热焦烦，得寒暂止，中热腹中绞痛，中暑霍乱吐泻，或干霍乱，或久疟寒热并盛，或赤白浊，赤白淋，尿血便血，血崩，吐衄，齿衄，舌上出血，目昏神短，耳鸣，盗汗，汗血，多汗，恶热，老人精绝阳痿，少年纵欲伤精，以致阴精失守，妇人血枯无子，血枯经闭，肾虚小便余沥，血虚大便燥结，阴虚口苦，舌干，心经有热，梦寐纷纭，下部湿热，行履重滞，湿热痿痹，湿热作泻，湿热香港脚，小儿急惊内热，痘疮干焦黑陷，痘疮火闭不出，痘疮皮薄娇红，痘疮因热切牙，痘疮挟热下利，痘疮余毒生痈，中风僵仆不语，口眼歪斜，语言謇涩，半身不遂，中风痰多神昏，一切痈疽未溃，金疮失血发痉，血虚头痛，偏头风痛，以上男女内外小儿约数十症，属阴虚及诸火热，无关阳弱，亦非阴寒，法所均忌。倘误犯之，轻变为重，重者必死。临症施治，宜谨审之！世徒见其投之阳虚之候，服之功效甚捷，而不知其用之阴虚如上诸病，亦复下咽莫救，枉害人命，可不慎诸。

好古云：用附子以补火，必防涸水，若阴虚之人，久服补阳之药，则虚阳易炽，真阴愈耗，精血日枯，而气无所附丽，遂成不救者多。

[利] 甘辛热，入脾、肾，通行诸经。补元阳，益气力，坚筋骨。治心腹冷痛，寒湿痿，足膝瘫痪，坚瘕癥积。能坠胎，热而善走，益火之源，以消阴翳。禀雄壮之质，有斩关之能；引补气药，以追散失之元阳；引补血药，以养不足之真阴；引发散药，以祛在表之风寒；引温运药，以逐在里之冷湿。退阴益阳，祛寒湿之要药也。生附子，毒紧功烈。附子尖，宣吐风痰，其性锐达。制川乌，性稍缓于附子。生川乌，毒紧功烈。制天雄，辛热入肺肾二经，除寒湿痿，强阳壮筋骨。生用则发散，熟用则峻补，生用须如阴制之法，去皮脐入药。

[修治] 十一月播种，春苗生，九月采根者乃佳。初种之小者为乌头；附乌头旁而生为附子；又左右附而偶生者，为鬲子；附而长者，为

天雄；阳而尖者为天锥附；附而上出者为侧子；附而散生者，为漏蓝子；皆脉络连贯，如子附母，而附子以贵，故专附名也。川产为胜，土人以盐腌之，则减其性。陕西出者名西附，体坚而外皮光洁；四川出者名川附，体松而外皮多细块，以皮黑体圆底平，八角顶大者良。煎甘草汤，浸令透，然后切片，慢火炒黄，而干放泥地上出火毒。有用水浸、面裹、煨令发折，则虽熟而毒仍未去，非法之善者。有用黑豆煮者，有用甘草、盐水、姜汁、童便煮者，恐煮之气味煎出，其力尤薄。且制之不过欲去其毒性耳，若用童便，是反抑其阳刚之性矣。尤非法之善者。惟用甘草汤泡浸，则毒解而力不减，尤为尽善矣。市医淡漂用之，是徒用附子之名尔。

### 干姜

[害] 性大辛，辛能僭上，亦能散气动血，损阴伤目。凡阴虚内热，咳嗽吐血，表虚有热汗出，自汗盗汗，脏毒痛漏下血，因热呕恶，火热腹痛，法并忌用。孕妇尤忌。痈疽人多食，则生恶肉突出。八九月多食姜，至春多患眼损寿，减筋力。又云秋不食姜，令人泻气。

[利] 辛热，宣肺气，燥脾湿，温经逐寒，开胃扶脾，消食去滞，理翻胃腹痛，具消痰破血之功，除积胀瘕症，有下气温中之效。

炮姜干姜本辛，泡之则苦，大热大燥，守而不移，非若附子行而不守也。除胃冷，祛寒湿，能去脏腑沉寒痼冷，能止血。所谓止血者，血虚则热，热则妄行，炒黑则能引补血药入阴分，血得补则阴生热退，此阳生阴长之义。且黑为水色，故血不妄行也。能去恶血，生新血。

血寒者多用，血热者宜少用，不过三四分，为向导而已。引附子，则入肾能通脉回阳，多用则耗散元气。生则逐寒邪而发表，炮则除胃冷而守中。

[修治] 九月采母姜，晒干姜，白净结实者良。如惧其散，炒黄用，或炒微黑。市医将干姜泡淡用之，殊属可笑。干姜炮黑，为炮姜，一名黑姜。

### 巴豆霜

[害] 元素曰：巴豆乃斩关夺门之将，不可滥用。郁滞虽开，真阴随损。从正曰：伤寒风湿，痘疮，产后用之，下膈不死亦危。观二公之言，则巴豆之为害，可畏也。此禀火烈之气，触人肌肤，无有不灼烂。试以少许，轻擦完好之肌，须臾即发出一泡。况肠胃柔脆之质，下咽徐徐而走，无论下后耗真阴，及脏腑被其熏灼，能免溃烂之患耶？凡一切汤剂丸散，切勿妄投。即不得已急症，欲借其开通道路之力，亦须炒熟，压令油极净，入少许，中病即止。

[利] 辛热，入肺、脾、胃、大小肠五经。荡五脏，涤六腑，几于煎肠刮胃，攻坚积，破痰癖，真可斩关夺门；气血与食，一攻而殆尽；痰虫及水，倾倒而无遗；立坠胎儿，善拔疔毒。

[修治] 八月采，阴干去心皮，此物不去膜则伤胃，不去心则作呕，或用壳、用仁、用油、生用、炒用、醋炙、煅烧存性用。压去油，名巴豆霜，如去心、去膜油、生用、炒用，为急治水谷道路之剂。炒去烟令紫黑用，为缓治消坚磨积，可以止泻也。

### 肉豆蔻

[害] 香燥偏阳，大肠素有火热，及中暑热泄暴注，肠风下血，胃火齿痛，及温热积滞方盛，泻利初起，皆不宜服，多服则泄气。

[利] 辛温，入肺、脾、胃、大肠四经。功专温中，亦能下气，脾得补而善运，气自下也。又能涩大肠，止虚泻冷痢。

[修治] 六七月采，出岭南，似草蔻，外有绉纹，内有斑纹，糯米粉裹，或面煨熟，须去油净，忌铁。

### 草果

[害] 辛热破气，若疟不由于岚瘴，气不实、邪不盛者，并忌。市医不审病源，用以截痰疟，则成气虚膨胀者，比比矣。

[利] 辛温，入脾胃二经，破瘴厉之疟，消痰食之愆，气猛而浊，用

宜慎之。

[修治] 形如诃子，皮黑浓而棱密，子粗而辛臭，面裹煨熟，取仁用，忌铁。

### 草豆蔻

[害] 辛燥犯血，阴不足者远之。凡疟不由瘴气，心胃痛由于火而不由于寒，泄泻暴注口渴，而由于暑气湿热，法咸忌之。

[利] 辛温，入肺、脾、胃三经。散寒止心腹痛，下气祛逆满之，开胃而理霍乱吐泻，攻坚而破噎膈癥瘕。辛能破滞，香能达脾，温能散寒。

[修治] 形如龙眼而微长，皮黄白，薄而棱峭。仁辛香，气和，去膜微炒用。滇广所产名草果，闽产名草豆蔻也。气异而功用亦别矣。

### 苍术

[害] 辛温燥烈，大便燥结多汗者忌用。余与白术禁例同。

[利] 苦辛温，入脾胃二经。燥湿消痰，发汗解郁，除山岚瘴气，弭灾疹恶疾。

[修治] 出茅山，坚小有朱砂点者良。糯米泔浸焙干，同芝麻炒，以制其燥。本草经不分苍白。陶隐居分两种施用。

### 胡椒

（见肝部药队）

## 温脾次将

### 木香

（见肝部药队）

### 煨姜

[害] 见前干姜条。

[利] 辛温燥散未甚，止呕和中，温脾胃最平安。并枣用，宜煨姜。

[修治] 取生姜洗净，用粗纸包裹，浸湿入火灰中，煨熟切片入药。

### 乌药

[害] 辛温，散气之品。病属气血虚，而内热者忌之。时医多以香附同用，治女子一切气病。然有虚实寒热，冷气暴气，用之固宜；虚气热气，用之贻害。故妇人月事先期，小便短赤，及咳嗽、内热、口渴、口干、舌苦，不得眠，一切阴虚内热之病，皆不宜服。

[利] 入肺、脾、胃、膀胱，通温三焦，辛温芳馥，下气温中，治膀胱冷气攻冲，胸腹积停为痛，天行疫瘴，鬼犯虫伤。

[修治] 八月采，根有车毂纹，形如连珠，天台者香白，不及南海之力大，酒浸一宿炒，亦有研用者。

### 藿香

[害] 芳烈升阳，虽能止呕，治吐逆，若胃热作呕，法并禁用。中焦火盛，及阴虚火旺，温病热病，阳明胃家邪实，作呕作胀并禁。

[利] 辛微温，温中开胃，行气止呕，禀清和芳烈之气，治心腹绞痛，霍乱吐泻，为脾肺达气要药。梗达气为长，而芳烈逊之。

[修治] 出交广，方茎有节叶，微似茄叶，古惟用叶。今枝梗亦用，因叶多伪也。六七月采，晒干，乃芬香。

### 益智仁

[害] 其气芳香，惟性本燥热，病属血燥有热，而崩带遗浊者，皆当忌之。凡呕吐由于热，而不因于寒；气逆由于怒，而不由于虚；小便余沥，由于水涸精亏内热，而不由于肾气虚寒；泄泻由于湿火暴注，而不由于气虚肠滑；法并忌用。

[利] 补肾扶脾胃，温中进饮食，摄涎唾，缩小便，安心神，止遗浊。辛能开散，使郁结宣通，行阳退阴之药也。

[修治] 出岭南，形如枣核，取仁盐水炒。五六月熟，其子如笔头，两头尖，长七八分。

**砂仁**

[害] 辛窜性燥，血虚火炎者勿用。胎妇多服耗气，必致难产。凡腹痛属火，泄泻得之暑热；胎动由于血热；滞下由于湿热；上气咳逆，由于火冲迫肺，而不由于寒气所滞；皆须详察鉴别。误则有损无益，宜慎之。

[利] 芳香归脾，辛能润肾，下气化食，治心疼欲呕，开脾胃要药，和中气正品。若肾气不归元，非此向导不济，胎喜疏利，故主之。阳春砂仁，即缩砂仁，其性同，而长于开胃。砂仁壳力缓。

[修治] 出岭南，七八月采，炒去衣，研入药。

**白蔻仁**

[害] 辛热燥烈，流行三焦，凡呕吐不因于寒及阳虚者，皆不得入。如火升作呕，因热腹痛气虚诸症，法咸忌用。

[利] 辛温，入脾胃，通温三焦，宽中气滞，温中除吐逆，开胃消饮食，治疟症，除目翳。

蔻壳力稍逊。

[修治] 番舶来者良，去衣微焙研细用。

**米谷**

甘平，得天地中和之气，平和五脏，补益气血，除烦清热，利便止渴，是无害于病症。

惟患霍乱之后，忌粥及米饭。有早中晚者，得金气，多性凉，尤能清热。

北粳凉，南粳温，赤粳热，白粳凉，新粳热，陈粳凉，糯温，陈禀平。

除霍乱症外，余皆有益于人，而无损也。

### 焦谷芽

甘温消食，与麦芽同功，而性不损元。温中偏长，为消食健脾，开胃和中之要药。生谷芽，长于开胃。

### 蜀椒

[害] 纯阳之气，虽除寒湿，散风邪，然肺胃素有火热，或咳嗽生痰，或大肠积热下血，咸不宜用。凡泄泻由于火热暴注，而非积寒虚冷者忌之。阴痿脚弱，由于精血耗竭，而非命门火衰虚冷所致者，不宜入下焦药用。一切阴虚阳盛，火热冲上，头目肿痛，齿浮口疮，衄血耳聋，咽痛舌赤，消渴，肺痿，咳嗽，咯血，吐血等症，法所咸忌。阴虚火旺之人，在所大忌。

诜曰：五月食椒，损气伤心，令人多忘。

别录曰：大热多食，令人乏气喘促。闭口椒有毒，能杀人。

[利] 辛热，入脾、肺、右肾、命门，温脾胃而击三焦之冷滞，补元阳而荡六腑之沉寒。

燥湿发汗，消食除胀；治肾气上逆，能导火归元；止呕吐泻利，消痰饮水肿，通血脉而消痿痹，行肢节而健机关，破癥瘕，安蛔虫，虫闻椒即伏。

椒禀纯阳之性，乃除寒湿，散风邪，温脾胃，暖命门之要药。

椒目苦辛少毒，善消水胀肿满定喘，可塞耳聋。塞耳聋者，通关补肾之功也。

[修治] 蜀产，肉浓皮皱，为川椒，比秦椒略小。去目及闭口者，微炒去汗，捣去里面黄壳，取红用，名椒红，得盐良。中其毒者，用凉水麻仁浆解之。

秦椒，俗名花椒。比川椒味短，纹低，禁忌俱同川椒。

# 肺部（手太阴属脏）

肺主气，属西方而色白，其形如华盖，为诸阳之首，凡声之出入，气之呼吸，自肺司之，其性娇嫩，故与火为仇，其体属金而畏燥，故遇寒亦咳。凡目白及右颊鼻孔，皆其分野，然肺气之衰旺，关乎寿命之短长，全恃肾水充足，不使虚火烁金，则长保清宁之体，而寿臻永固。

肺有里症，亦有表症，肺主皮毛故也。

邪在表，右寸脉必浮，其症为发热，为喷嚏鼻塞，为咳，为嗽，为畏风，为胸满痛，为喉疼，为鼻燥，为伤暑风，为中时疫。

发热者，腠理闭也，香苏散主之；喷嚏鼻塞者，肺窍受邪也，二陈汤加苏叶、生姜主之；咳者，无痰而有声，气为邪遏也，桔梗前胡汤主之；嗽者，有声而有痰，液已化痰也，止嗽散主之；喘者，风寒闭塞也，加味甘桔汤主之；畏风者，邪在皮毛也，香苏散主之；胸满痛者，气郁而胀也，加味甘桔汤主之；喉疼者，邪化火而内焰也，加味甘桔汤主之；鼻燥者，邪化火而液干也，贝母瓜蒌散主之；伤暑风者，恶寒头痛而烦渴，香薷饮加荆芥、秦艽主之；中时疫者，初头痛发热，渐呕恶胸满，或胀闷谵狂，唇焦口渴，先用香苏散，次则神术散，又治疫清凉散，便闭加大黄。

**肺虚之症**　右寸脉必细，其症为自汗，为咳嗽，为气急，为咯血，为肺痿，为虚劳。

自汗者，气虚表不固也，八珍汤加黄芪、北五味、麦冬主之；咳嗽者，肺虚不宁也，五味异功散主之；气急者，金不生水而虚火上炎也，知柏八味丸主之；咯血者，阴虚动火也，初用四生丸，兼用生地黄汤，肺痿者，火刑金而叶焦也，五痿汤加天冬、百合主之；或紫菀散、人参燕窝百合汤亦可，虚劳者，吐血而成，月华丸、归脾汤、六味地黄汤并主之。

**肺实之症** 脉右寸必有力，其症为气闭，为痰闭，为暑闭，为水闭发喘，为风闭，为火闭，为咽痛，为右胁痛，为肺痈。

气闭者，气壅塞其络而满闷也，加味甘桔汤主之；痰闭者，顽痰壅塞也，清膈煎主之；暑闭者，暑邪中肺而烦渴也，消暑丸加香薷、木通主之；水闭发喘者，胃经蓄水作肿而浸肺也，五皮饮主之；风闭者，风郁于肺而哮嗽也，麻黄汤主之；火闭者，火郁于肺而喘胀也，白虎汤加桑皮、葶苈主之；咽痛者，诸闭皆能作火也，加味甘桔汤主之；右胁痛者，肝移邪于肺也，推气散主之；肺痈者，隐隐而痛，吐痰腥臭也，桔梗汤主之。

**肺寒之症** 外感居多，脉右寸必迟，其症为清涕，为咳嗽，为恶寒，为面色痿白。

清涕者，寒搏其液也，二陈汤加苏梗主之；咳嗽者，金畏寒也，止嗽散主之；恶寒者，阴忌其类也，香苏散主之；面色痿白者，寒伤正气也，六君子汤主之。

**肺热之症** 脉右寸必数，其症为目赤，为鼻衄，为咽痛，为吐血，为咳嗽脓痰，为酒积，为龟胸，为小便不利，为便血。

目赤者，火克金也，泻白散加黄芩、菊花、连翘主之；鼻衄者，血热妄行也，茜根汤主之；咽痛者，火逼咽道也，加味甘桔汤主之；吐血者，火动其血也，四生散、犀角地黄汤主之；咳嗽浓痰者，火刑金而灼肺液也，黄芩知母汤主之；酒积者，鼻赤鼻疮，湿热内蒸也，黄芩清肺饮加葛花主之；龟胸者，肺热而胀也，白虎汤主之；小便不利者，火铄金而化源窒也，黄芩清肺饮加盐豉主之；便血者，肺与大肠相表里，火迫血行也，芍药甘草汤加黄芩、丹皮、生地主之。

# 肺部列方

**香苏散**（见脾部列方）

**二陈汤**（见肝部列方）

**桔梗前胡汤** 治肺气闭塞闷咳。

桔梗（一钱） 前胡 苏子 赤芍 桑白皮（蜜炙） 陈皮（各一钱五分） 杏仁（三钱） 姜汁炒竹茹（一钱） 生甘草（五分）

**止嗽散**（见肝部列方）

**加味甘桔汤** 治肺郁哮喘等症。

甘草（五分） 桔梗 川贝 百部 白前 橘红 旋覆花 茯苓（各一钱五分）

**贝母瓜蒌散** 治肺热液干。

贝母（二钱） 瓜蒌仁（一钱五分） 胆星 黑山栀（各五分） 黄芩 橘红 炒黄连（各一钱） 甘草（五分）

**香薷饮**（见心部列方）

**神术散** 治时行不正之气，满闷吐泻，发热伤食。

苍术 陈皮 浓朴（各二斤） 炙甘草（十二两） 藿香（八两） 砂仁（四两）

共为末，每服二三钱。

**八珍汤** 治气血并虚，即四君四物相并。

大熟地（四钱） 西党参（三钱） 白术 当归（各二钱） 茯苓（二钱） 白芍（一钱五分） 川芎（一钱） 炙甘草（五分） 加大枣二枚

**五味异功散**（见脾部列方）

**知柏八味丸** 滋水降火。

知母 黄柏（各一钱五分） 大熟地（四钱） 萸肉 山药 茯苓（各一钱五分） 丹皮 泽泻（各一钱）

**四生丸** 治热血妄行，而为吐衄。

生地黄 生荷叶 生侧柏叶 生艾叶（各等分）

同捣极烂，为大丸如鸡子，每服一丸，水煎去渣。

**生地黄汤** 治肾火铄金。

生地（三钱） 牛膝 丹皮 黑山栀（各一钱） 丹参 玄参 麦

冬　白芍（各一钱半）郁金　广三七　荷叶（各七分）

加陈墨汁、清童便各半杯冲服。

**五痿汤**（见肝部列方）

**紫菀散**　润肺止嗽，并治肺痿。

人参（五分）　紫菀　知母　川贝　桔梗　茯苓　阿胶（各一钱）　五味子　炙草（各三分）

**人参燕窝百合汤**　润肺清金。

人参（一钱，如无力以洋参、沙参二三钱代之）　燕窝（三钱）　百合（五钱）

共炖烂食之。

**月华丸**　滋阴保肺平肝，为治痨之圣药。

天冬　麦冬　生地　熟地　山药　百部　沙参　川贝　真阿胶（各一两）　茯苓　獭肝　广三七（各五钱）

用白菊花二两，桑叶二两熬膏，将阿胶化入和药。炼蜜为丸，日三服，每服一丸。

**归脾汤**（见心部列方）

**六味地黄汤**（见肝部列方）

**清膈煎**（见心部列方）

**消暑丸**（见心部列方）

**五皮饮**　治胃经蓄水，发为水肿。

大腹皮　茯苓皮　陈皮　桑白皮（各一钱五分）　生姜皮（八分）

**麻黄汤**　治太阳伤寒无汗，此方宜于西北。

麻黄（四钱）　桂枝（二钱）　甘草（炙一钱）　杏仁（十二枚）

**白虎汤**　治阳明胃腑大热。

生石膏（五钱）　知母（三钱）　甘草（二钱）　粳米（一撮）

若热甚者倍之。

**推气散**　治右胁气痛。

枳壳　郁金（各一钱）　桂心　炙草（各五分）　桔梗　陈皮（各八

分） 生姜（二片）大枣（二枚）

**桔梗汤** 治肺痈。

桔梗 白及 橘红 炒甜葶苈（各八分） 甘草 贝母（各一钱五分） 苡仁 金银花（各五钱）

**六君子汤**（见脾部列方）

**泻白散** 治肺热。

蜜炙桑白皮（二钱） 地骨皮（三钱）

**茜根汤** 治衄血神烦。

茜根 黄芩 阿胶 侧柏叶 生地（各二钱） 甘草（一钱）

**犀角地黄汤** 治血热妄行及斑疹。

犀角尖（镑先煎） 丹皮 麦冬 白芍（各一钱五分） 生地（四钱）

**黄芩知母汤** 治火嗽烦热。

黄芩 知母 桑白皮 杏仁 天花粉 山栀 川贝 桔梗 生甘草（各一钱）

**黄芩清肺饮** 治肺热，小便不利。

栀子（二钱） 黄芩（一钱）

**芍药甘草汤**（见肝部列方）

# 肺部药队

## 补肺猛将

### 黄芪

[害] 黄芪极滞胃口，胸胃不宽，肠胃有积滞者勿用。实表，有表邪及表旺者勿用。助气，气实者勿用。病患多怒，则肝气不和勿服。能补阳，阳盛阴虚，上焦热甚，下焦虚寒者均忌。恐升气于表，而里愈虚耳。痘疮血分热者禁用。

[利] 甘微温，补脾胃三焦而实肺，生用固表敛汗，熟用益气补中。

［修治］八月采根，阴干。达表生用或酒炒，补气水炙捶扁，以蜜水涂炙数次，以熟为度。

亦有以盐水汤润透熟切用。产山西沁州绵上者，温补。陕西同州白水，凉补。味甘，柔软如绵，能令人肥。今人多以苜蓿根假作黄。折皮亦似绵，颇能乱真。但坚而脆，俗呼土黄，能令人瘦，用者宜审。

丹溪云：肥白而多汗者为宜，若面黑形实而瘦者服之，令胸满。

**人参**

［害］助气、闭气，属阳，阳旺则阴愈消，凡酒色过度，损伤肺胃真阴，阴虚火动，肺有火热，咳嗽吐痰，吐血衄血，齿衄内热，骨蒸劳瘵，均在禁例。实表，表有邪者伤寒始作，形症未定，而邪热方炽，痧痘斑毒初发欲出，但闷热而不见点者，若误投之，以截阻其路，皆实实之害，非药可解。经云：实实虚虚，损不足，补有余。如是者医杀之耳，可不慎哉。

［利］甘温微苦，大补肺中元气，其性主气，凡脏腑之气虚者，皆能补之，生津除烦，聪明耳目，安精神，定魂魄，止惊悸，通血脉，气壮而胃自开，气和而食自化。

参条，一名小参，条参味性同而力薄，补气生津，横行手臂，指臂无力者，服之有效。

参须，力更薄于参条。

参芦性宣涌吐，亦有补性。

太子参，即孩儿参，功媲大参。

高丽参，功仿大参，性稍寒。

东洋参，功同大参，其性温，以种硫黄故也。

苦参，苦寒损气败血，性与参反，服之有害，今人用以代茶叶，暗受其损。

［修治］得火熏则软，或饭锅内蒸软，乘热软时，用铜刀切片，连汤炖透，冲入诸煎剂汤和服。独参汤加入陈皮数分，或佛手柑、玫瑰花之

类亦可用。炖汤服，则不滞气也。按秋冬采者坚实，春夏采者虚软。治劳金汁拌浸，或用淡秋石拌入药。人参惟纳新器中与细辛相间，收之密封，可经年不坏。

## 补肺次将

### 潞党参

[害] 同人参。

[利] 甘平，补中气，和脾胃，补肺，益气升津，微虚者宜之。

[修治] 八月上旬采根，竹刀刮曝干，勿令见风。上党（即今潞州）所出者良。

### 西洋参

[害] 其性苦寒，脏寒者服之，反作腹痛。郁火服之，火不透发，反生寒热。

### 北沙参

[害] 脏腑无实热，寒客肺中作嗽者，犯之成劫。

[利] 苦微寒。人参甘温体重，专益肺气，补阳而生阴。沙参甘寒体轻，专清肺热，补阴而制阳。

南沙参。功同北沙参，而力稍逊。

[修治] 八九月采根，白实长大者良。南参色稍黄，形稍瘦，小而短。近因有一种味带辣者，不可用，产亳州。

### 百合

[害] 善通二便，中寒下陷者勿服。

[利] 甘微寒，保肺止咳，清心安精，又补大肠，肺与大肠相表里也。

[修治] 一茎直上，四向生叶，似短竹叶而阔，茎端五六月开大白花者佳。

五月开红花者，名山丹，其根微苦，食之不甚良，是不及白花也。山丹者，主治疮肿惊邪，女人崩中。二月八月采根阴干，近道山谷处处有之。

**燕窝**

[害] 海味多寒，寒哮冷嗽不宜用，食之恐增病。

[利] 甘淡平润，大养肺阴，化痰止嗽，补而能清，治肺气不能清肃下行之症。又能开胃气，已劳痢。可入煎，或单煎汁服。若以煮粥，或鸡汁煮，则乱其清气补阴之本性矣。用冰糖煎则甘温矣，能助肺气清肃下行也。

燕窝脚，又名燕窝根，色红紫，名血燕，功用相仿。性重能达下，微咸能润下，治噎膈甚效。

[修治] 闽漳海边，近生番处，燕衔小鱼，粘之于石，久而成窝。又云燕衔麒麟菜嫩芽成窝。有乌、白、红三色，乌色最下，红色最难得，能益小儿痘疹，白色能愈痰疾，色如糙米者最佳。入煎药，须用陈久者良。先用清水浸透胖开，用小钳去毛，洁净，更换清水养好，仍将原燕窝浸水，澄清去脚煎服。如用毛燕窝，须入锻石坛内收燥，研细，在风口筛簸，则毛吹净，再用钳拣去毛管，如粉、则煎服。如用毛燕燕根燕屑入煎，须用棉包，或绢包好入煎，则无毛。恐毛不净，碍肺为患。

假燕窝无边无毛，色白，或微有边毛，甚有白如银丝者，皆伪为之。

**阿胶**

[害] 胶性黏腻，胃弱作呕吐者勿服。脾虚食不消者，亦忌之。

[利] 甘咸平，清肺养肝，滋肾补阴，止血祛瘀，除风化痰。

驴皮主风，善理风淫。取其乌色属水，以制热则息风之义。润燥定喘，利大小肠，调经安胎，又兼治利，伤暑伏热成痢者必用。妊娠血痢尤宜。大抵补血与液，为肺、大肠要药。

乌驴皮胶。功用略同。

黄明胶，即牛皮胶。甘平补阴，润燥活血，功同阿胶，可以权代。补虚用牛皮胶，祛风用驴皮胶，同葱白煮服，可通大肠，痈疽初起，酒炖分服四两，则毒不内攻。

[修治] 山东东阿县，东北六十里有阿井。自十月至二三月，收取乌驴皮。用野狼溪河纯阳水，浸四五日透，去毛洗刮洁净，入铜锅内，用阿井至阴之水熬煮，时时搅之，恒添水至极烂。提去浮面渣秽，待极清熬成膏，对光明透照，如琥珀色或光如壁漆黑色气味清香，并无皮臭臊气，夏月亦不温软，陈者良，此真阿胶也。

驴皮胶，取乌驴皮，浸消熬胶。黄明胶，用黄牛皮，浸消熬膏。其气浊臭，而不清香。

今市中胶物，制作不精，故不堪用。今方法用面炒成珠，化痰，蛤粉炒止血，蒲黄炒或童便和化，以解其气。如真阿胶，得趋下至静之性，凡血热则沸郁妄行，诸见血症，遇此即止。

故用水溶化为佳。炒珠，恐乱其性也。井乃济水所注，取井水煮胶，用搅浊水则清，故人服之，下膈疏痰止呕，盖济水清而重，其性趋下，故治瘀浊及上逆之痰也。

### 怀山药

（见脾部药队）

### 诃子

[害] 苦涩性温，却又泄气，病患气虚，咳痢初起者勿服。凡咳嗽因于肺经实热，泄泻因于湿热所致，气喘因于火逆冲上，带下因于虚热，而不因于虚寒，及肠澼初发，湿热正盛，小便不禁，因于肾家虚火，法并忌之。至于带下本于湿热，喘嗽实由肺火，用之立致杀人，宜当深戒其弊。

[利] 酸涩苦温，敛肺金而止咳喘，固大肠而已泄利，利咽喉而通津液，下食积而除满膨。

［修治］岭南皆有，而广州最盛。七八月采子，六棱者佳。波斯舶上来者，六棱黑色，肉厚者良，酒浸后蒸一伏时，刀削去皮肉，锉焙用，用核则去肉，生用清金，煨熟固肠。

**麦冬**

（见心部药队）

**冰糖**

［害］甘能满中，中满者勿服。多食助热损齿，生长虫，发疳，如出斑疹，误食腻膈壅气，毒不能出，遂致气逆闷迷。砂糖与鲫鱼同食，则成疳虫，与葵子同食，生流，与笋同食，不消成症，身重不能行。今医家用作汤下小儿丸散，殊为未当。赤糖其性较白糖更温，生胃火、助湿、损齿、生虫，多食令人心痛。

［利］白砂糖甘温，蔗寒，糖经煎炼则变温，补脾缓肝，润肺和中，消痰治嗽，凝结作饼块如石者，为石蜜。轻白如霜者，为糖霜。坚白如冰者，为冰糖。赤砂糖，功用相仿，和中独长。甘蔗汁甘寒和中，而下逆气，助脾而利大肠，亦能除热消渴，治噎膈酒毒，稍通小便。

## 泻肺猛将

**葶苈**

［害］虽为泻肺，利小便，治肿满之要药，然味苦大寒，性峻走而不守，泄肺而易伤胃，不宜于脾胃虚弱，及真阴不足者。凡肿满由于脾虚不能制水，水气泛滥，小便不通由于膀胱虚无气化者，法所咸忌。犯之，轻病重，重病危，须慎之。敷头疮，药气入脑杀人，有甜苦二种，苦者力峻，甜者稍缓，更宜大枣辅之，气虚人误服之，祸不旋踵。

［利］苦辛寒，入肺、心、脾、膀胱四经，疏肺下气，消痰平喘，而理胀通经利水。

［修治］立夏后采实，阴干，以糯米相合，微焙，待米熟，去米捣用，或酒炒。

**麻黄**

［害］其性轻扬善散，发表最速，若表虚自汗，饮食劳倦杂病；自汗肺虚有热，多痰咳嗽，以致鼻塞；痘疮倒靥，不因寒邪所郁，而因热甚；虚人伤风，气虚、发喘，阴虚火炎，以致眩晕头痛；南方类中风瘫痪，及平日阳虚，腠理不密之人，皆禁用。汗多亡阳，能损人寿，戒之戒之！春深夏日，以至秋初，法同禁。惟冬月在表，真有寒邪伤营见证者宜之。若非冬月，或无寒邪，或寒邪在里，或风伤于卫等症，虽发热恶寒，不头痛身痛而拘急，六脉不浮紧者，皆不可用。虽可汗之症，亦不宜过剂。汗为心液，过汗则心血为之动，或亡阳，或血溢，而成大患。

中牟产麻黄，地冬不积雪，其性热可知。

［利］苦辛温，入心、肺、膀胱、大肠四经。专司冬令寒邪，头疼身热脊强，去营中寒邪，泄卫中风热，轻可去实，为发散第一药。麻黄乃太阳经药，兼入肺经，肺主皮毛。葛根乃阳明经药，兼入脾经，脾主肌肉。二药皆轻扬升发，而所入不同，疮家用生麻黄，与甘草等分，或配犀角地黄汤，或配竹叶石膏汤，或配大生地，能令人不出汗，使脓水走多，其愈乃速。误用者，熟地解之，一两解一钱。麻黄根节，能止汗，其性走表，能引诸药至卫，而固腠理。

［修治］今荥阳中牟者为胜，立秋后收茎阴干，其根皮色黄赤近尺者用之，折去节根，水煎十余沸，以竹片掠去上沫，沫令人烦。或用醋泡，或蜜炙则和，亦有生用，须煎去沫。

**白芥子**

［害］辛热泄气，昏目动火伤精。经云：辛走气，气病无多食辛，多食则筋急爪枯。即此类也。凡肺经有热，与阴虚火炎，咳嗽生痰，气虚久咳者，法在所忌。切勿误投。茎叶动风，动气，有疮疡，痔疾，便血

者忌。

芥叶久食则积温成热，辛散太甚，耗人真元，昏目发疮。同兔肉食，成恶邪病，同鲫鱼食，发水肿。

陆金云：望梅生津，食芥坠泪，为肝木受病也。大叶者良，细叶有毛者害人。

[利] 辛温，入肺胃二经，通行经络，发汗散寒，利气疏痰，温中消冷滞，辟邪伏祟魔。

酒服治反胃，醋涂散痈疽，痰在皮里膜外者，非白芥子不能达。

[修治] 四月收子，晒干入药。

**苦桔梗**

[害] 毕竟升药，凡病气逆上升，不得下降，若下焦阴虚而浮，及邪在下焦者，攻补下焦药中勿入。误用之，定致喘逆变端。病属上焦实症，而下焦无病者，须与甘草同用。

[利] 苦辛平，色白属金，入肺气分，泻热兼入手少阴心，足阳明胃二经，开提气血，泻火散寒邪，清利头目喉咽，开胸膈滞气，肺火郁于大肠，宜此开之，舟楫之剂，引诸药上至高之分以成功，风症郁热肺经，皆不可缺。凡痰壅喘促，鼻寒目赤，喉痹咽痛，齿痛口疮，干咳胸痛肠鸣，皆宜苦梗开之。

甜桔梗，一名荠，又名空沙参。寒而利肺，甘而解毒。

[修治] 二月采根曝干，荠苗甘，桔梗苗苦，本经无分别。苦梗米泔水浸一夜，切片微炒用。古法每桔梗四两，用生百合二两五钱，捣膏投水中，浸一伏时，滤出，缓火熬令干用。

**升麻**

[害] 性主升发，凡下元肝肾不足，若用此升之，则下元愈虚。若阴虚火动，咳嗽多痰，气逆呕吐，惊悸怔忡，癫狂等症，及小儿斑疹痘疮，见标之后，法咸忌之。误用多致殆。吐血鼻衄者误服，血随气升，

涌出不止。

[利] 甘辛微苦，入脾、胃、大肠、肺四经。表散风邪，升散火郁，能升阳气于至阴之下，引清气上行。凡气虚下陷者，须其升提阳气，阳气升，故能杀精鬼，辟瘴而解百药毒，治寒热下痢脱肛，崩中带下，透痘疹，阴虚火升者，忌用。

[修治] 蜀川者为胜。二八月采根，晒干刮去粗皮，用黄精自然汁浸一宿曝干。去须及头芦锉蒸，再曝用，如嫌过升，蜜水炒或醋炒用。

### 陈胆星

[害] 按南星辛而不守，燥而有毒，与半夏之性同，而烈则过矣。非西北人真中风者勿服。

阴虚燥痰大忌。半夏治湿痰，南星治风痰，是其异矣。

[利] 辛温，入肝、脾、肺三经之药。风痰麻痹堪医，破血行胎可虑，生南星毒紧而功更烈。古人用生南星、生附、生乌，皆四钱五钱，非识力精到者，不可轻试。得防风则不麻，得牛胆则燥性减，故名胆星。即仗制法缓其性。得火炮则缓，治风痰有效。

[修治] 九月采根，似芋而圆扁，阴干，须用一两以上者佳，必以温汤洗净，仍以白矾汤或入皂角汁浸三日夜，日日换水，曝干用。若熟用者，须于黄土地掘一小坑，深五六寸，以炭火烧赤，以好酒沃之，按南星于内，瓦盆覆定。灰泥固济一夜取出用，急用即火湿纸包于灰火中炮裂。一法，治风热痰，以酒浸一宿，桑柴火蒸之，常洒酒入甑内，令气猛，一伏时取出，竹刀切开，不麻舌为熟，如未熟再蒸，至不麻乃止。脾虚多痰，则以生姜渣和黄泥包南星，煨熟去泥焙用。造胆星法：以南星生研为末，腊月取黄牛胆汁和剂，纳入胆中，系悬风处干之，年久者弥佳。

## 泻肺次将

### 紫苏

[害] 其味辛温，纯阳之草，凡病气虚表虚者，及由阴虚寒热，火

炎头疼，火升作呕，慎勿投之。俗喜其芳香，旦暮资食，不知泄真元之气，若脾胃寒人，多致滑泄，往往不觉。古称芳草致豪贵之疾，此类是也。

[利] 辛温，入肺、脾、胃三经。温中发表，解散风寒，宽中利气，又解鱼蟹毒，梗能下气安胎，子可消痰定喘。

[修治] 夏采茎，秋采子，五六月连根采收。以火煨其根阴干，则经久叶不落。九月半枯时收子，子炒研用，宣通风毒则单用。茎去节尤良。

### 牛蒡子

[害] 其性冷而滑利，痘家惟宜血热便闭之症，若气虚色白，大便自利，或泄泻者，切勿妄投。痧疹不忌，泄泻用之不妨，痈疽已溃，非便闭亦不宜服。

[利] 辛苦而寒，泻热散结除风，宣肺气，清咽喉，理痰嗽，通行诸经，开毛窍除热毒，散诸肿疮疡为痘疹要药。

[修治] 七月采子，十月采根。凡用子，拣净以酒拌蒸，待有白霜重出，以布拭去，焙干捣粉。用根，以竹刀刮去土，生布拭了，捣绞取汁用。

### 杏仁

[害] 性温有毒，而沉坠降止，散肺经风寒滞气殊效，第有湿痰者勿服，以其性润，阴虚咳嗽便闭，肺家虚有热痰者忌。风寒外邪，非壅逆肺分，咳嗽气急者不得用。双仁者有毒杀人。

[利] 苦甘辛温，泻肺气之逆，而平喘咳，润大肠之燥，面通气秘，散肺经风寒滞气，故能解肌涤烦热，而降气行痰。余功消积，消狗肉，制锡毒。

巴旦杏仁（即甜杏仁）甘平温，止咳下气，消心腹逆闷。

[修治] 南苦杏，北甜杏，皆五月采之。凡用汤浸去皮尖炒黄，或用面麸炒过研，治风寒肺病药中，亦有连皮尖用者，取其发散也。千金云：

杏仁作汤，如白沫不解者，食之令气壅身热，汤浸隔宿者，动冷气。

## 前胡

[害] 此散有余邪热实痰之药，不可施之少血气虚之病。凡阴虚火炽，煎熬真阴，凝结为痰，而发咳嗽，真虚而气不归元，以致胸胁逆满，头疼不因于痰，而由阴血虚，内热心烦，外现寒热，而非实热，与外感者均忌。

[利] 苦甘辛寒，入肺、脾、肝、膀胱四经。宣散风寒而解表，下气降火以消痰。前胡主降，柴胡上升，性有不同。前胡治风痰，与半夏治湿痰，贝母治燥痰者各别。

## 紫菀

[害] 辛散性滑，暂用之品，阴虚肺热者，不宜专用及多用。即用亦须天冬、百部、麦冬、桑皮等药参用，则无害。

[利] 苦能下气，辛温润肺益金，故保肺治吐血，为下气化痰润肺，治血痰劳嗽圣药。

能开喉痹，取恶涎，虽入至高善于下趋，使气化及于州都之府，小便自利。然性温，阴虚肺热者，不宜多用。如独用，须地黄、麦冬共济，根作节紫色润软者良。白者名女菀，入气分。

[修治] 二三月采根，阴干去头及上，用东流水洗净，以蜜浸一宿，焙干用。一两用蜜二分。

## 桑白皮

[害] 甘寒泻肺，肺中有水气，及肺火有余者宜之。性不纯良，不宜多用，肺虚无火而小便自利者，及因风寒而发咳嗽者勿服。桑根见地上者，名马额，有毒杀人。

[利] 甘辛而寒，泻肺金之有余，止咳定喘，疏小肠之闭滞，逐水宽膨、消肿，治肤胀，散瘀血，主降气，能止渴下气清痰。

［修治］采无时，凡使采十年以上，向东畔嫩根，铜刀刮去青黄薄皮一重。取里白皮切焙干用，或蜜炙入药，其皮中涎勿去之，但药力俱在其上也。忌铁及铅。

**僵蚕**

［害］其功长于祛风化痰，散有余之邪。凡中风口噤，小儿惊悸夜啼，由于心虚，神魂不宁，血虚经络劲急所致，而无外邪为病者忌之。女子崩中，产后余痛，非风寒客入者，亦忌之。今世治小儿惊风，不问虚实，一概混施，误甚。

［利］咸辛平宣，入肺脾肝。气味俱薄，轻浮而升，得清化之气，故能去风化痰，散结行经，治中风失音，头风齿痛，喉痹咽肿，丹毒瘙痒等风热为病。消瘰，拔疔毒，下乳汁，灭瘢痕，治男子阴痒，女子崩淋。血病因风热乘肝者宜之，血虚勿用也。即蚕之病风者，用以治风，殆取其气相感欤。

蚕蛹炒食，治风及劳瘦，为末饮服，治小儿疳瘦，长肌肉，退热，除蛔虫，敷恶疮。

蚕茧甘温，能泻膀胱相火，引清气上潮于口，止消渴。一名蚕蛾，烧灰酒服，治痈肿无头次日即破。又疗诸疮及下血崩淋。煮取汁饮，止渴反胃，除蛔虫。

蚕蜕（一名马明退）甘平无毒，治诸血症，疗喉痹风癫，解诸药及虫毒，妇人难产断产皆需之。

原蚕蛾　气热性淫，固精强阳。

原蚕沙　甘辛温，蚕属火，其性燥，燥能胜风祛湿，主疗风湿之病。淘净晒干，炒黄浸酒，治支节不遂，皮肤顽痹，腰脚冷痛，冷血瘀血诸病。

缫丝汤　能抑心火，而治消渴。

茧中蛹汁　于茧甏下收之，茧卤汁，治百虫入内，蚀瘙疥。

白肚蚕及乌烂死蚕　敷赤白游丹，斩蚀疮有根。

[修治] 四月收采，凡使僵蚕，不拘早晚，但用白色条直者佳。先以糯米泔浸一日，待蚕桑涎出，如蜗涎浮水上，然后洒出。微火焙干，以布拭净黄肉毛并黑口甲了，用入丸散，捣筛如粉入药。

**竹茹**

[害] 竹性寒凉。胃寒呕吐，及感寒挟食作吐者忌用。

[利] 甘辛淡寒，入心、肺、胃，疏气逆而平呕吐噎膈，清血热而疗吐衄崩中。

淡竹茹为上，甘竹皮次之，凡用竹茹、叶、沥，须生长甫及一年者，为嫩而有力。刮去青皮，用第二层为鲜竹茹。入平呕逆药，姜汁炒用。

**川贝母**

[害] 凡风寒湿滞诸痰并禁用贝母。故云能入肺治燥，非脾家所喜也。及食积痰火作嗽，湿痰在胃，恶心欲吐，痰饮作寒热，脾胃湿痰作眩晕，及痰厥头痛，中恶吐呕，胃寒作泄，法以辛温燥热之药，如南星、半夏、天麻、二术、茯苓之类治之者。

[利] 苦辛微寒，消痰润肺，涤热清心，故能解郁结，咳嗽，上气，吐血，咯血，肺痈，肺痿，喉痹。

浙贝，一名象贝，体坚味苦，去时感风痰。

川贝化虚痰，土贝形大味苦，治外科化痰毒。应用有别，俱去心。

[修治] 八月采根，根有瓣子黄白色，形如聚贝子，名曰贝母。曝干。先于柳木灰中炮黄，擘去内口鼻中有米许大者心一颗后，糯米拌炒，待米黄，去米用。

## 凉肺猛将

**石膏**

[害] 本解实热，祛暑气，散邪热，止渴除烦之要药。极能寒胃。温

热病多兼阳明，若头痛，遍身骨痛而不渴，不引饮者，邪在太阳，未传阳明，不当用。七八日来邪已结里，内有燥屎，往来寒热，宜下之，勿用。暑气兼湿作泄，脾胃弱者勿用。疟邪不在阳明则不渴，亦不宜用。产后寒热，由于血虚，或由恶露未尽；骨蒸劳热，由于脾胃虚寒，阴精不足，而不由于外感者，并勿误用。伤寒阴盛格阳，内寒外热，便青舌黑，属寒者，误投之，不可救也。

宜详察之，黄色者令人淋。

[利] 寒能清热降火，辛能发汗解肌，甘能缓脾生津止渴。清肺胃之热，故又为斑疹之要品。

煨石膏。经火则寒性减，而不甚伤胃。

[修治] 有软硬二种，软石膏大块生于石中，作层如压扁米糕形，每层浓数寸，有红白二色，红者不可服，莹白者良。研细甘草水飞净。因其寒胃，用火，则不甚伤胃，但用之甚少，则难见功，冰糖拌过，则不妨脾胃矣。

**黄芩**

（见脾部药队）

**竹沥**

[害] 寒，滑肠，有寒痰、湿痰及饮食生痰者，勿用。

[利] 甘辛淡寒，若热痰在皮里膜外者，直达以宣通，痰在经络四肢者，屈曲而搜剔，开失音不语，舒肢体挛蜷、风痱等症。

[修治] 伐取淡竹，俗谓之光竹，须生长甫及一年者嫩而有力，多汁而甘，去枝叶，截去节，对劈开，架砖上，中间火炙，两头用磁盆承取。

**马兜铃**

[害] 肺虚挟寒者，畏之如螫。凡咳嗽由于肺家虚寒，或寒痰作喘

者，勿服。汤剂中用之，多作吐，故能吐蛊毒。

[利] 苦寒，清肺涤痰，平喘定咳。土青木香。辛苦冷，治鬼疰积聚，涂诸毒，热毒热肿，不可多服，吐利不止。

[修治] 七八月采，如大枣状，实如铃。去叶及蔓，以生绢袋盛，于东屋角畔，待干，劈开去草膜，取净子焙用，采根曝干用。

### 山慈菇

[害] 寒凉之品，不得过服。

[利] 甘辛寒，入肺、胃二经。泻热。痈疽疔毒酒煎服。瘰疬疮痍醋拌涂，治毒蛇狂犬之伤，敷粉滓斑点之面。

[修治] 四月初苗枯即掘取，叶如蒜，根如慈菇及小蒜，迟则苗腐难寻，去毛壳，今人俱称毛茹菇。

## 凉肺次将

### 西洋参

（见前补阵）

### 玄参

[害] 苦寒性滑，血少目昏，停饮寒热支满，血虚腹疼，脾虚泄泻者，并不宜服。

[利] 苦咸寒，壮肾水以制心火，清肺金，善泻无根浮游之火，兼能明目滋阴，色黑味咸，肾家要药。

[修治] 三八月采根曝干，或蒸过晒干用。勿犯铜器，饵之噎人喉，丧人目。

### 山栀

（见心部药队）

**天花粉**

[害] 纯阴之品，脾胃虚寒者，忌之。

[利] 苦寒，入心、肺、脾、胃四经。清痰解热能使血不为瘀。

[修治] 秋冬采根，去皮、寸切、水浸。逐日换水，四五日取出捣泥，以绢衣滤汁，澄粉晒干用。今惟去皮切片曝干用。

**天冬**

[害] 大寒而苦，不利脾胃，虚而泄泻恶食者，大非所宜。阴虚精竭之病，全赖脾胃气强，能纳能消，以滋精气。若脾胃先困，后天源绝，丸饵虽佳。总仗于食，汤液虽妙，终属于饮。又以苦寒损其胃气，致泄泻恶食，则危殆矣。若脾胃虚寒人，单饵既久，必病肠滑，反成痼疾。以此物性寒而润，能利大肠故也。

[利] 甘寒，保肺润燥，补肾养阴，肺肾虚热之要药也。

[修治] 二三七八月采根，蒸剥去皮，四破去心，必须曝于日中，或火烘干用。

**地骨皮**

[害] 中寒者勿用。

[利] 甘淡而寒，凉血清三焦，降肺中伏火，除肝肾虚热，治在表无定之风邪，主传尸有汗之骨蒸。去风邪者，肝有热则风自内生，热退则风息，与外感之风不同。能退内潮，人所知也。能退外潮，人实不知。病感风寒，散而未尽，作潮往来，非柴葛所能治，惟用地骨皮走表又走里之药，消其浮游之邪，服之未有不愈者。故以青蒿佐之。地骨皮退热，屡有奇功，尽扶精气充足，而邪火自退。何得以芩、连、知、柏之苦寒，而伤元气哉。

鲜地骨皮汁。治吐血尿血。

天精草。苦甘凉，清上焦心肺客邪，代茶止消渴。

[修治] 冬采根，春夏采叶茎实，凡使根，掘得，以东流水浸刷去

土，捶去心，以熟甘草汤浸一宿，焙干用。

**知母**

（见脾部药队）

**麦冬**

（见心部药队）

**薄荷**

［害］辛香伐气，多服损肺伤心，虚者远之。凡病新瘥勿服，以表气虚也，令人虚汗不止。咳嗽由肺虚寒客而无热症者勿服。阴虚人发热勿服，恐出汗则易竭其津液也。及血虚头疼，小儿身热，由于伤食疳积者禁用。每见小儿多食薄荷糕者，汗多体弱，瘦弱人久食之动消渴病。

［利］辛温（一作凉），入肺肝，芳香开气，发汗解表，能下气，故消食，治猫咬与蛇伤，伤寒舌苔，和蜜擦之。

［修治］处处有之，苏产为胜，夏秋采茎叶曝干。

**海浮石**

［害］大寒润下。咳逆由于虚气上冲者勿用。痰饮由于脾胃元虚者忌之。多服损人血气。

［利］咸寒，入肺。清金降火，能润下，止浊淋，化积块止痰，消瘿瘤结核。

［修治］浮石，乃水沫结成，色白体轻，海中者味咸，入药为良。

## 温肺猛将

**麻黄**

（见前）

### 天南星

（见前）

### 五味子

（见心部药队）

## 温肺次将

### 苏梗

（见肺部药队）

### 款冬花

[害] 古今方用为治嗽要药。以其辛温散而能降，于肺无忤，无分寒热虚实，皆可酌而施用。

[利] 辛温，化痰而咳喘何忧，清肺则痈痿有赖。

[修治] 十一月采花蕊，未舒者佳，阴干，或蜜水炒用。

### 制半夏

[害] 其性燥而辛温有毒。虽能祛湿分水实脾，及开寒湿气郁结痰，而其所忌者，惟阴虚血少，津液不足诸病，故古人有立禁者，谓血家渴家汗家是也。故凡一切吐血、衄血、齿衄、舌上出血、金疮、产后失血过多、尿血、便血、肾水真阴不足发渴、阳虚自汗、阴虚盗汗、内热烦燥出汗诸症，皆当禁者也，三禁之外，应忌者尚多。兹更详列于后：凡咳嗽由于阴虚，而不由于湿痰寒饮；呕吐由于火动胃热，而不由于寒湿痰壅；饮食不化，由于脾阴不足，不由于脾湿少运；呕哕眩悸，由于胃弱，不由于寒湿痰饮；霍乱腹胀，由于邪热客中焦，不由于寒湿食滞；咽痛由于阴虚火炎，不由于伤寒；少阴病邪热不解气喘，由于气虚，不由于风寒所郁；头痛由于血虚，不由于痰厥；不寐由于心经血少，不由于病后胆虚；如上诸症，法所同禁。其误最易而难明者，医以其能祛痰

也，故凡见咳嗽，莫不先投。殊不知咳嗽吐痰，寒热骨蒸，皆阴虚肺热，津液不足之候，误服则损其津液，而肺家愈燥，阴气愈虚，浓痰愈结，必致声嗄而死。若合参术，祸不旋踵，盖以其本为脾胃药，而非肺肾药也。寒湿痰饮作咳，属胃者固宜，然亦百之一二。其阴虚火炽，煎熬真阴，津液化为结痰，以致喉痒发咳者，往往由之。故凡痰中带血，口渴咽干，阴虚咳嗽者，大忌。服之又有似中风痰壅失音偏枯拘挛及二便闭涩，血虚腹痛，于法并忌。犯之过多，则非药可救。孕妇服之，能损胎，若与参术并行，但有开胃之功，亦不损胎。

[利] 辛温，化痰，入肺、脾、胃。消痰燥湿，开胃健脾，宣通阴阳，和胃安卧，能坠胎。

宋制半夏，性和而力亦逊。

戈制半夏，内有参附，治真中风，寒湿痰饮，立见奇功。近有仙露半夏。得七七仙露之气，用之甚可通和阴阳，若阴虚火炽，切勿妄投。生姜半夏曲，治浅近诸痰。

[修治] 八月采根，曝干，浸七日，逐日换水，沥去涎切片，姜汁拌炒，以黄牛肉汁炼膏，即霞天膏，和半夏末为曲，名霞天曲。治沉疴痼疾。造曲法，草庵七日，待生黄衣，悬挂风处，愈久愈佳。

**生姜**

[害] 见脾部温阵，干姜条下。

[利] 辛温，入肺胃，发表发汗，开胃止呕，破血滞痰凝，平气胀腹痛。

中风、中气、中暑、中毒、中恶、霍乱，一切猝暴之症，用姜汁和童便服。

姜汁能开痰，童便能引火下行。

姜皮辛凉，和脾行水，肿家必用。

[修治] 九月采，曝干，白净结实者良。去皮则热，留皮则冷。古方以姜茶饮治痢，热痢留皮，冷痢去皮，或用蜜炙。

**烟**

［害］火气熏灼，最烁肺阴，耗血损年，卫生者宜远之。今人患喉风咽痛，嗽血失音之症甚多，未必不由嗜烟所致。

［利］辛温，入肺，行气辟邪，治风寒湿痹，滞气停痰，山岚瘴雾，为宣散之品，烟管中水能解毒。

烟油杀虫最捷，诸虫咬伤涂之病失。

［修治］六月采为伏片，七月采者，则滋膏足而辛甚。南人用油窨为丝烧吸，北人惟将烟片搓碎，纳烟筒中烧吸其气。

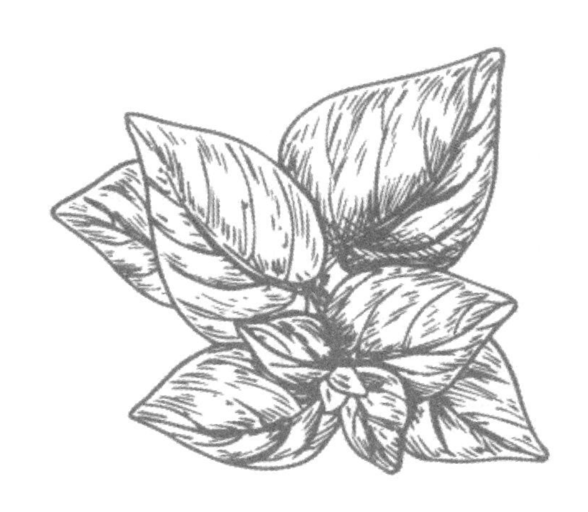

# 肾部（足少阴属脏）

肾者，天一之水，先天之本也，位北方故黑，其体常虚，处腰左右，介其中者，有命门火蒸化谷食，名曰真阳，肾水充足，自多诞育，享大寿。凡夙夜宣劳，耄而不倦者，皆肾气之固也，好色之流，先竭肾水，丧其本矣，瞳神下颏两腰，皆其部位，望气者觇之。

肾无表症，皆属于里。

**肾之虚** 脉左右尺常细软，其症为头痛，为耳鸣，为耳聋，为盗汗，为夜热，为健忘，为咳嗽，为喘，为吐血，为腰痛，为腿酸足软，为目视无光，为大便结，为小便不禁，为戴阳，为久痢久疟。

头痛者，血不能充髓海也，六味地黄丸主之；耳鸣者，血虚火旺也，六味地黄丸加牛膝、知母主之；耳聋者，虚闭也，六味地黄丸加枸杞、人参、石菖蒲、远志主之；盗汗者，虚热也，生地黄煎、八珍汤加黄芪、北五味并主之；夜热者，虚火也，四物汤加丹皮、地骨、青蒿主之；健忘者，心肾不交也，归脾汤、十补丸主之；咳嗽者，虚火铄金也，六味地黄丸加白蜜、胡桃主之；喘者，水亏火炎也，知柏八味丸主之；吐血者，血虚血热也，生地黄汤主之；腰痛者，水不足也，六味地黄丸加杜仲、川续断主之；腿酸足软者，血不营筋也，十全大补汤主之；目视无光者，水不足也，六味地黄丸主之；大便结者，血虚液枯也，六味地黄丸加白蜜、胡桃主之；小便不禁者，肾气不约也，十补汤主之；戴阳者，阴火上亢，阴躁似阳躁也，金匮肾气丸主之；久痢久疟者，脾肾皆虚也，王母桃主之。

**肾之实** 肾无实症。

**肾之寒** 肾之虚也，脉左右尺必迟沉，其症为命门火衰，为不欲食，为鸡鸣泄泻，为天柱骨倒，为蜷卧厥冷，为奔豚。

命门火衰者，虚象百出，左归饮、右归饮主之；不欲饮食者，火力微也，八味地黄丸主之；鸡鸣泄泻者，肾虚也，加味七神丸主之；天柱骨倒者，督脉空也，右归饮主之；蜷卧厥冷者，火衰也，右归饮、理中汤并主之；奔豚者，肾气上冲也，奔豚丸主之。

**肾之热**　水将涸也，伤寒门有之，而杂症罕见，左尺右尺必沉数，或浮而空，舌黑无液，其症为口燥咽干，为目不明，为小便不利，为小便浊，为小便出血，为大便秘。

口燥咽干者，水涸也，大承气汤主之；目不明者，目无血养也，知柏八味丸主之；小便不利者，水少也，滋肾丸主之；小便浊者，湿热结于下焦也，萆厘清饮主之；小便出血者，肾水热也，生地黄汤主之；大便秘者，液涸也，大承气汤主之。

# 肾部列方

**六味地黄丸**（见肝部列方）

**生地黄煎**　治阴火盗汗。

生地　当归　炙黄芪　麻黄根　浮小麦　炙草　黄连　黄芩　黄柏（各一钱）

水煎服。

**八珍汤**（见肺部列方）

**四物汤**（见肝部列方）

**归脾汤**（见心部列方）

**十补丸**（见心部列方）

**知柏八味丸**（见肺部列方）

**生地黄汤**（见肺部列方）

**十全大补汤**（见脾部列方）

**金匮肾气丸**　治肾经聚水。

此即六味丸加附、桂、车前、牛膝。

大熟地（八两） 山药（四两） 山萸肉 丹皮 泽泻 车前子 牛膝（各二两） 茯苓（六两） 肉桂（一两） 附子（一两）

如水肿用五加皮八两煮水，炼蜜为丸。

**十补汤** 安益心肾，治诸虚不足。

白芍药（一两） 酒浸当归 蜜炙黄芪 生干地黄 去木茯神（各半两） 去皮肉桂（四钱） 北五味子（三钱） 台乌药 去心麦冬 人参 白术（各二钱半） 炒酸枣仁 去白陈皮（各二钱） 煨木香 汤洗半夏 沉香（各一钱）

**王母桃** 培补脾肾。

炒冬白术 大熟地（各二两） 何首乌 炒巴戟 枸杞子（各一两）

共为细末，炼蜜为丸，如圆眼大，每用三四丸，饥时服。

**左归饮** 壮水之剂。

熟地（五钱） 山药 枸杞（各二钱） 茯苓（一钱五分） 山茱萸 炙草（各一钱）

**右归饮** 补命门真火不足。

熟地（五钱） 山药 枸杞 杜仲（各二钱） 山茱萸 肉桂 制附子 炙甘草（各一钱）

**八味地黄丸** 治命门火衰。

制附子 肉桂（各一钱） 大熟地（四钱） 山药 萸肉 茯苓（各一钱五分） 丹皮 泽泻（各一钱）

**加味七神丸** 治肾虚鸡鸣泄泻。

肉豆蔻 吴茱萸 广木香（各一两） 蒸茯苓 补骨脂（盐酒炒）车前子（蒸各二两） 土炒白术（四两）

大枣煎汤为丸，每服三钱。

**奔豚丸**（见肝部列方）

**大承气汤**（见肝部列方）

**滋肾丸** 治下焦血热，用此滋阴化气。

黄柏　知母（各二两）　肉桂（一钱）

炼蜜为小丸。

**萆薢分清饮**（见心部列方）

# 肾部药队

## 补肾猛将

### 大熟地

[害] 熟地乃阴滞不行之药，大为脾胃之病所不宜。凡胸膈多痰，气道不利，升降窒塞，药宜通而不宜滞，汤液中应避地黄，故用宜斟酌。胃虚气弱之人，过服归地，必致痞闷食减，病安能愈。

[利] 甘微温，补脾、肝、肾，养血滋阴，为壮水之主药。

[修治] 二八月采根，拣取肥地黄沉水者数十斤，洗去沙土，略晒干，别以拣下瘦小者数十斤，捣绞取汁，投石器中，浸漉令浃入柳木甑，放瓦锅上，蒸一日，晒几日，令极干，又晒又蒸，如是九次，锅内倘有淋下地黄余汁，亦必拌晒，使汁尽而干。其地黄光黑如漆，味甘如饴，须瓷器收之，以其脂柔喜润也。盖熟地性泥，得之香窜砂仁，合和五脏冲和之气，归宿丹田，故用好酒入砂仁末在内，拌蒸晾九蒸九晾乃止，入药为良。今肆中多用水煎，必得酒炒，砂仁末拌捣用。

### 枸杞子

（见肝部补将）

### 淫羊藿

[害] 虚阳易举，梦遗不止，溺赤口干者并忌。若误服之，则病强中淋浊之患。

[利] 辛温，入肾。补大肠、三焦，强筋骨，起阳事衰，利小便，除茎中痛。

［修治］五月采叶茎晒干，根亦可用，每一斤用羊脂四两拌抄，待尽为度。

别名仙灵脾、千两金、弃杖草，皆矜其功力也。

### 北五味

（见心部补将）

## 补肾次将

### 干地黄

［害］性寒而润，阴虚咳嗽，内热骨蒸，或吐血等候，一见脾虚泄泻，胃虚食少，或天明肾泄，产后泄泻，产后不实，俱禁用。凡产后恶食作泻，恶露作痛，虽见发热不可用，误用则泻不止。凡见此症，宜多加炮姜、桂心、人参，必自愈。忌铁铜器、葱、蒜、萝卜、诸血，令人肾消，荣卫涩，发须白。

［利］甘寒，入心、肝、肾、小肠，祛瘀生新，补阴凉血，养阴退阳。

［修治］二八月采根曝干，以怀庆肥大而短，糯体细皮，菊花心者佳。大生地，亦称原生地，小生地力薄于大生地。

姜汁浸，则不泥膈；酒制，则不妨脾。

### 巴戟天

［害］与淫羊藿同。凡病相火炽盛，思欲不得，溺赤口苦，目昏目痛，烦躁口渴，大便燥闭，法咸忌之。

［利］甘温，入肾。安五脏以益精，强筋骨而起阴。

［修治］二八月采根，打去心阴干，以连珠多肉浓者为胜。用酒浸一宿，锉焙入药。

### 何首乌

（见肝部补将）

## 杜仲

[害] 肾虽虚，而火炽者不用。

[利] 甘辛温，入肝肾。强筋壮骨，益肾添精，治腰膝疼痛，利遍体机关，亦治阴下湿痒，小便淋沥。

[修治] 二、五、六、九月采皮，凡使削去粗皮锉，或酥炙、酒炙、蜜炙、盐酒炒、姜汁炒、断丝用。产湖广，湖南者佳。色黄，皮薄，肉浓，如色黑、皮浓、肉薄，不堪用。

## 龟板

[害] 新刮之甲有毒，不宜频使，妊妇不宜用。病患虚而无热者，不宜用。凡入丸散，须研极细，不尔留滞肠胃，能变癥瘕。

[利] 咸寒至阴，属金与水，补心增智慧，益肾阴，治阴虚血弱，劳热骨蒸等症。又能固大肠，止泻利。龟胶补阴之力更胜。

龟鹿皆长年，龟首藏向腹能通任脉，取下甲以补肾，补血，皆阴也。鹿鼻反向尾，能通督脉，取上角以补火、补气，皆阳也。

[修治] 采无时，以自败大者力胜，得阴气更全也。酥炙，或酒炙，醋炙，猪脂炙，灰用。

龟板洗净，捶碎水浸三日，用桑柴火熬成胶名龟胶，合鹿角胶，一阴一阳，名龟鹿二仙胶。

治真元亏损，精气枯竭，瘦弱少气，目视不明，梦遗泄精，腰腿无力。此能大补精髓，益气养神。

龟尿走窍，透骨染须发，治哑声。取龟尿法，以镜照之，龟见其影，则淫发而尿出，今人或以猪棕、松毛刺其鼻，溺亦出。

## 女贞子

[害] 纯阴至静之品，若虚寒人服之，则腹痛作泻。

[利] 苦甘凉，益肝肾，补中，黑须发，明目，养精神。

[修治] 立冬后采取，阴干，去梗叶，酒浸一日夜，袋擦去皮，蒸透

晒干用。

### 黑大豆

[害] 小儿以豆与猪肉同食，必壅气致死，十有八九。如十岁以上，则无害也。服萆麻子者，终身忌炒豆，犯之胀满致死。服浓朴者亦忌之，最能动气故也。

[利] 甘平，补心肾而明目，活血散风，除热解毒，能消水肿，可稀痘疮。

黑豆之小者，曰马料豆，盐水煮食，尤能补肾。料豆之皮，曰料豆衣，补肾凉血止汗，亦称黑豆衣。

[修治] 九月采取大豆荚，用生豆。炒食极热，煮食甚寒，作豉极冷，造酱及生黄卷则平，牛食之则温，马食之冷，一体之中，用之数变。

### 胖海参

[害] 海味咸温，血病多热者勿用。

[修治] 辽海产者良，胶州所出，生北海咸水中，色又黑，以滋肾水，从其类也。有刺者名刺参，无刺者名光参。以水瀹胖，剖开去肚中杂泥沙用。

## 泻肾猛将

### 猪苓

[害] 淡渗利湿，引水有功，多用能亡津液，久服必损肾气，昏人眼目，无湿证者勿服。

[利] 甘淡平，入肾、膀胱二经。分消水肿，淡渗湿痰，利水诸药，无如此快。

[修治] 是枫树下苓，其皮黑色，肉白而实者佳。二八月采阴干，铜刀削去粗皮，薄切。

## 泻肾次将

### 泽泻

[害] 扁鹊云：多服令人眼昏，凡病患无湿无饮，而阴虚及肾气乏绝，阳衰精自流，肾气不固，精滑目痛，虚寒作泄等症，法咸禁用。以其淡渗利水，久服则降令太过，清气不升，真阴潜耗，安得不病目耶？

[利] 甘咸微寒，通肾膀胱水道，善去胞胎，能止泄精。

[修治] 八月采根，不计多少，细锉酒浸一宿，取出曝干，任用。

### 知母

（见脾部药队）

### 赤茯苓

[害] 见心部补将茯神条下。

[利] 甘淡平，泻肾小肠膀胱湿热，功同茯苓而稍逊，利水偏长。

[修治] 大山山谷大松下附根而生，二、八月采，掘取阴干。凡用皮去心，捣细，于水盆中搅浊，浮者滤去之，此是茯苓赤筋，若误服饵，令人瞳子并黑睛点小，兼盲目。

### 生米仁

（见脾部药队）

## 凉肾猛将

### 朴硝、芒硝

[害] 生于卤地，刮取煎炼，在底者为朴硝，在上为芒硝，有牙者为马牙硝。置风日中，消尽水气，清白如粉，为风化硝。若经甘草水过，即元明粉。究其功用，无坚不磨，无结不散，无热不荡，无积不推，可谓直往无前，无留碍之性也。非邪结下焦，坚实不可按者不用，恐误伐下焦真阴故也。病不由于邪热深固，闭结难通，断勿轻投。至于血涸津

液枯竭，以致大肠燥结，阴虚精乏以致大热，骨蒸火炎于上，以致头痛、目昏、口渴、耳聋、咽痛、吐血、衄血、虚极类实等症，切戒勿施，庶免虚虚之咎。

[利] 咸辛微寒，泻肾火，治阳强，能荡三焦肠胃实热，大泻下泄，与大黄功同。破血攻痰，软坚消食，又能通经堕胎。

[修治] 采无时，青白者佳，黄者损人，赤者杀人。

元明粉功缓力少轻，明目清燥，推陈致新。朴硝，即皮硝。朴硝在下最粗而浊，芒硝在上质稍清，元明粉再经甘草水煎炼，尤为精粹。

### 苦参

[害] 虽能泄肾中之热，除湿热生虫为厉，然气味苦寒，能损肾气，肝肾虚而无热者勿服。

火衰精冷，真元不足，及年高之人，皆不宜服。

沈括《梦溪笔谈》云：久用苦参擦牙，遂病腰痛，由其气伤肾故也。

[利] 苦寒，入肾。除热祛湿，治痈肿疮疡，肠　下血，兼能利水，固齿明目，祛风杀虫。

苦参子，一名鸦胆子。治肠风下血，能清肝明目，功同槐实。

[修治] 八月采子，十月采根，曝干，糯米浓泔一宿，其腥秽气并浮在水面上，须重重淘过，即蒸三时，取晒切用。

## 凉肾次将

### 鲜生地

[害] 大寒凉润，必燥结有实火者，方可用。否则恐寒中，余同干地黄。

[利] 苦寒微甘，大泻心肾实火，平血逆，除大热。

[修治] 掘取鲜根洗净，竹刀切片，或捣汁用。

### 牡丹皮

[害] 气香而浊，极易作呕，胃弱服之即吐，凉血通瘀，故胃气虚

寒，妇人血崩，经行过期不净，并妊娠者并忌之。若无瘀而血热妄行，及血虚而无外感者，皆不可用。

[利] 苦辛微寒，入手足少阴厥阴血分，凉血祛瘀生新，泻血中伏火，退无汗骨蒸。

治相火之功，胜于黄柏。红花者利，白花者补，宜分别之。

[修治] 牡丹惟取白红单瓣者入药。二八月采根阴干，以铜刀劈破去骨，肉浓者佳。锉如大豆许，用酒细拌蒸干用，或切片酒炒用。

### 知母

（见脾部药队）

### 滑石

[害] 性沉重降，能泄上气令下行，本利窍清暑之药。若病患脾虚下陷，及阴精不足内热，以致小水短少赤涩或不利，烦渴身热，由于阴虚火炽水涸者，皆禁用。脾肾俱虚者，虽作泄勿服。伤寒病当发表者，尤忌。表有邪，得此渗泄重降之品，必愈陷入里，而成败症矣。

[利] 甘淡寒，入肺、脾、肾、膀胱四经。利小便，行积滞，宣九窍之闭，通六腑之结。

滑石利窍，非独小便也。上能利毛窍，下能利精窍，为荡热燥湿之剂，故清暑需之。

[修治] 采无时。凡用滑石，白而润者良。先以刀刮净研粉，以丹皮同煮一伏时，去牡丹皮，取滑石，以东流水淘过，晒干用。惟青黑绿色有毒，不入药，用能杀人。

## 温肾猛将

### 破故纸

一名补骨脂

[害] 此性燥助火，凡病阴虚火动，阳道妄举，梦遗尿血，小便短

涩，及目赤口苦舌干，大便燥结，内热作渴，火升嘈杂，湿热成痿，以致骨乏无力者，皆忌服。能堕胎。孕妇忌。

［利］辛温，入肾大肠。兴阳事，止肾泄，固精气，止腰疼。暖则水脏固，壮火益水之要药也。

［修治］出南番者色赤，岭南者色黑。九月采，以酒浸一宿滤出。以东流水浸三日夜，蒸之三时，干用。一法以盐同炒过，曝干用。又有童便人乳浸，或胡桃肉拌用等法。

**鹿茸**

［害］升阳性热，阴虚而阳浮越者，目击误用而血脱于上以陨者多人矣。而不可嗅之，有虫恐入鼻颡伤脑。肾虚有火者，不宜用，以其偏于补阳也。上焦有痰热，胃家有火者亦勿用，凡吐血下血，俱阴虚火炽者，概不可服。

［利］甘咸温，入肾。健骨生齿，强志益气，治肢体酸疼，腰脊软痛，虚劳仙剂，崩漏神丹。

［修治］鹿角初生长二三寸，分岐如鞍，红如玛瑙，破之如朽木者良。太嫩者血气未足无力。猎人得鹿，縶之取茸，然后毙鹿，以血未散也。最难得不破未出血者。四月五月解角时，取阴干，酥涂灼去毛微炙，不涂酥则伤茸，亦有酒炙者。

**鹿角**

［害］同鹿茸。

［利］咸温，补肾生精髓，强筋骨，壮腰膝，止崩中与衄血，除腹痛而安胎。

生角散热行血，消肿毒，逐恶血。

熬膏炼霜，则专于滋补。

肉甘温，补中强五脏，通脉益气力。

鹿肾气有余，足于精者也。

茸较佳于角，肉有益于脾。

[修治] 七月采角，以鹿年久者，其角更好，煮以为胶，入药弥佳。造胶霜法：取新角寸截，河水浸七日刮净，桑火煮七日，入醋少许，取角捣成霜用，其汁加无灰酒熬成胶用。

**麋茸、麋角**

功用与鹿相仿，而温性差减。鹿补右肾，精气不足者宜之。麋补左肾，血液不足者宜之。

[修治] 鹿角坚而麋角大，鹿角单而麋角双。凡用麋角，可五寸截之。中破、炭火烧过，捣末，水和成团，以绢袋三五重盛之，再捣再和，如此五度，以牛乳和，再烧过研用。

## 温肾次将

**山茱萸**

（见肝部药队）

**菟丝子**

（同上）

**大茴香**

（同上）

**艾叶**

（同上）

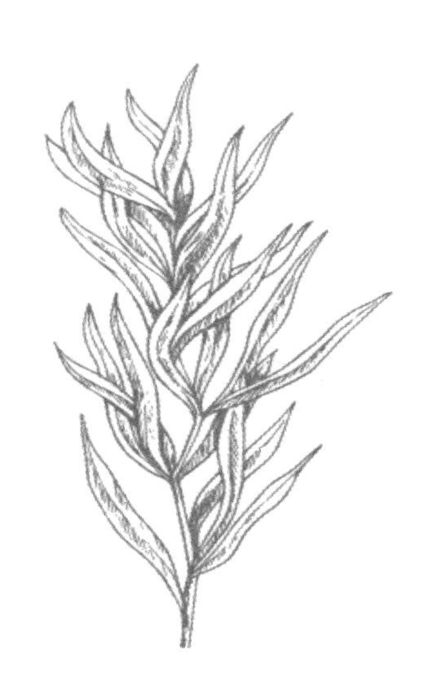

# 胃部（足阳明属腑）

胃属中土，司受化谷食。经云："得谷者昌，失谷则亡。"其能受与否，生死系焉。其性与脾同，而畏木侮，舌之中及牙床并环唇口而交人中，皆其分野，色现黄。

胃为阳明，有经有腑。故有表症，右关脉必浮。伤寒邪入阳明经，其症为目痛鼻干唇焦，嗽水不欲咽。若他表症，为面浮肿而痛，为斑疹。

目痛鼻干唇焦者，邪热作火也，葛根汤主之；面浮肿而痛者，风也，葛根汤主之；斑疹者，邪热所化也，葛根汤加牛蒡子主之。

**胃之虚** 其唇必白，脉右关必软弱，其症为吐，为噎膈，为不能食，为胃脘痛，为停滞，为湿肿，为痰，为嘈杂。

吐者，土虚木侮也，香砂六君子汤加柴胡主之；噎膈者，胃脘干槁也，上脘槁，能饮水而食难进，下脘槁，食可入而久复出，启膈散主之；佐以四君子汤，有郁则逍遥散，不能食者，胃气虚而难受也，六君子汤主之；胃脘痛者，心悸怔忡喜按，归脾汤或四君子加柴胡、木香，停滞者，土虚不化也，枳术丸主之；湿肿者，土不胜湿也，香砂六君子汤主之；痰者，土衰湿化也，六君子汤主之；嘈杂者，躁扰不宁，得食暂已，气促食少，中虚挟痰也，五味异功散主之。

**胃之实** 脉右关必洪，按胸则痛，其症为结胸，为痞气，为食积，为痰饮，为水肿，为胸胀闷，为胸胀痛，为胸痛呕脓，为不得卧，为便闭谵语发狂。

结胸者，伤寒下早，邪热结聚也，大小陷胸汤主之；痞气者，脾之积，在胃脘，腹大如盘，和中丸加浓朴主之；食积者，胀痛拒按也，保和丸主之；痰饮者，咳则痛，转侧有声，小半夏加茯苓汤主之；外台茯苓饮尤效，水肿者，先肿后喘，或肿而不喘，胃经蓄水也，五皮饮主之；甚则金匮肾气丸，胸胀闷者，积滞也，保和丸主之；胸胀痛者，蓄血也，泽兰汤主之；胸痛呕脓者，胃脘痈也，不必治而自愈，不得卧者，胃不和则卧不安也，二陈汤加砂仁主之；便闭谵语发狂者，胃有燥矢也，大承气汤主之。

**胃之寒**　唇舌必白，脉右关必沉迟，其症为胃脘痛，为呕吐，为霍乱，为吞酸嗳腐。

胃脘痛者，肢冷气冷，绵绵不休，姜附汤加肉桂主之；如吐蛔，加川椒、乌梅、川连、焦术、川楝，呕吐者，食入复出也，平胃散加煨姜、砂仁主之；霍乱者，寒湿伤胃也，和胃饮主之；吞酸嗳腐者，寒不消食也，香砂二陈汤主之。

**胃之热**　唇舌红口臭，脉右关必洪数，其症为三消，为嘈杂，为吐血，为齿痛，为黄胖面肿，为自汗，为舌黑燥渴，为斑疹，为便闭，为呃逆，为头痛。

三消者，燥热结聚也，口渴消水为上消，二冬汤主之；消谷易饥为中消，生地八物汤主之；口渴小便如膏为下消，六味地黄汤加生脉散主之；嘈杂者，烦扰不宁，口燥唇焦，痰火为患也，二陈汤加山栀、黄连主之；吐血者，胃火迫血妄行也，白虎汤主之；齿痛者，阳明有余，少阴不足也，玉女煎主之；黄胖面肿者，湿热也，和中丸主之；自汗者，热而蒸溽也，抽薪饮主之；舌黑燥渴者，胃火炽甚也，白虎汤主之；发癍疹者，火郁而化也，初用葛根汤加牛蒡子以散之，次用犀角大青汤加石膏，或三黄解毒汤，甚则白虎汤、调胃承气汤，呃逆不止者，胃火上冲也，安胃饮主之；头痛者，头筋扛起，胃火上冲也，加味升麻汤主之。

## 胃部列方

**葛根汤**　治邪传阳明，以此解肌。

葛根（二钱） 升麻 秦艽 荆芥 赤芍（各一钱） 苏叶 白芷（各八分）甘草（五分） 生姜（二片）

**香砂六君子汤** 治胃寒吐泻。

即六君子汤加藿香一钱，砂仁二粒。

**启膈散** 化痰降逆。治噎膈，咽下梗塞，食入即吐，或朝食暮吐，胃脘胀痛。

沙参 丹参（各三钱） 茯苓（一钱） 川贝母（一钱五分） 郁金（五分） 砂仁壳（四分） 杵头糠（五分） 荷叶蒂（两个）

**四君子汤**（见肝部列方）

**逍遥散**（见肝部列方）

**六君子汤**（见脾部列方）

**归脾汤**（见心部列方）

**枳术丸** 除胀消食。

炒枳实（一两） 炒白术（二两）

**五味异功散**（见脾部列方）

**大陷胸汤** 服小陷胸汤不效，以此治之。

大黄（六钱） 芒硝（四钱） 甘遂（二分五厘研冲）

**小陷胸汤** 治结胸少腹满痛，手不可近。

半夏（二钱） 黄连（一钱五分） 瓜蒌仁（大者一个杵）

**和中丸**（见肝部列方）

**保和丸**（见脾部列方）

**小半夏加茯苓汤**（见心部列方）

**外台茯苓饮**

即异功散加枳实二钱，生姜三片，用真人参。

**五皮饮**（见肺部列方）

**金匮肾气丸**（见肾部列方）

**泽兰汤**（见脾部列方）

**二陈汤**（见肝部列方）

**大承气汤**（见肝部列方）

**姜附汤**（见心部列方）

**平胃散**（见脾部列方）

**和胃饮** 治霍乱。

浓朴 陈皮（各二钱） 干姜（一钱） 炙草（六分）

**香砂二陈汤**（见脾部列方）

**二冬汤** 治上消。

天冬（二钱） 麦冬（三钱） 花粉 黄芩 知母（各一钱） 人参 甘草（各五分）

**生地八物汤** 治中消。

生地 麦冬（各三钱） 山药 知母 丹皮（各一钱五分） 黄芩 黄连 黄柏（各一钱） 荷叶（二钱）

**六味地黄汤**（见肝部列方）

**二陈汤**（见肝部列方）

**白虎汤**（见肺部列方）

**玉女煎** 治阳明有余，少阴不足。

熟地（四钱） 石膏 麦冬（各三钱） 知母 牛膝（盐水炒各一钱五分）

**和中丸**（见肝部列方）

**抽薪饮** 治一切火盛。

黄芩 石斛 木通 栀子 黄柏（各二钱） 枳壳 泽泻（各一钱五分） 甘草（三分）

**犀角大青汤** 治胃火发，大渴大热，或咽痛不利。

犀角尖 大青 玄参 甘草 升麻 黄芩 黄连 黄柏 人中黄 黑山栀（各一钱五分）

或加石膏一两同煎。

**三黄解毒汤** 治火毒内盛。

黄连（二钱） 黄芩 黄柏 黑山栀（各一钱五分）

**调胃承气汤**　治胃热谵语便闭，绕脐硬痛。

大黄（三钱）　芒硝（二钱）　甘草（五分）

**安胃饮**　治胃火呃逆。

石斛　麦芽（各三钱）　黄芩　泽泻　山楂（各二钱）　陈皮　木通（各一钱）

**加味升麻汤**　治胃火上冲，头痛甚炽。

升麻　葛根　赤芍　甘草（各一钱）　石膏（三钱）　薄荷（五分）　加灯心二十寸

# 胃部药队

## 补胃猛将

### 白术

（见脾部药队）

### 绵

（见肺部药队）

### 大枣

（见脾部药队）

## 补胃次将

### 白扁豆

（见脾部药队）

### 怀山药

（同上）

**炙甘草**

（同上）

**龙眼肉**

（同上）

**红枣**

（见脾部药队）

## 泻胃猛将

**石菖蒲**

（见心部药队）

**枳实**

（见脾部药队）

**雷丸**

[害] 赤色者能杀人，细拣去用。杀虫之外，无他长，能令人阴痿。

[利] 苦寒，入胃、大肠二经。杀脏腑诸虫，除婴儿百病，有虫者宜之。

[修治] 竹之余气，得霹雳而生，故名之。大小如栗，竹刀刮去黑皮，甘草水浸一宿，酒拌蒸或炮。

**白芥子**

（见肺部药队）

**莱菔子**

（见脾部药队）

### 六神曲

（同上）

## 泻胃次将

### 苏梗

（见肺部药队）

### 枳壳

（见脾部药队）

### 蔓荆子

［害］头痛目痛，不因风邪，而于血虚有火者忌之。胃虚人不可服，恐生痰疾。

［利］苦辛平，入胃、肝、胆、膀胱四经。搜头风，除湿痹。

［修治］六、七、八月采子，去蒂子下白膜一重，用酒浸一伏时，蒸之三时，熬干用，寻常只去膜，打碎用之。

### 麦芽

（见脾部药队）

## 凉胃猛将

### 石膏

（见肺部药队）

### 犀角

（见心部药队）

## 凉胃次将

### 天花粉

（见肺部药队）

### 葛根

[害] 伤寒头痛，兼项强腰脊痛，及遍身骨疼者，是太阳病也。邪未入阳明，故无渴症，不宜服。误服则邪气反引入阳明，为引盗入门也。斑疹已见红点，不宜用，恐表虚反增斑烂也。五劳七伤，上盛下虚之人，暑月虽有脾胃病，亦不宜服，当用亦宜少用，多则反伤胃气，以其升散太过也。夏月表虚汗多尤忌。

葛根风药也。风药皆燥，本经言其生津止渴，生乃升字笔误，非葛根独能止渴，以其升胃气入肺，能生津尔。设非清阳下陷，而火炎津耗之渴，误服此药，则火借风威，燎原莫遏。即非阴虚火炎之证，凡胃津不足而渴者，亦当忌之。

张司农《治暑全书》序云：柴胡劫肝阴，葛根竭胃汁。二语可谓开千古之群蒙也。故凡汗多勿用，前人已论及之。无汗亦勿用。

愚谓阳明胃经多血之所，火病燥热，无汗烦渴，胃液已伤，汗乃血液所化，夺汗则无血之戒，用者审之。

[利] 甘辛平，入胃、大肠二经。轻宣解肌，发汗升阳，生用能堕胎，蒸熟散郁火，化酒毒，止血痢。能舞胃气上行，治虚泻之圣药。

鲜葛根汁大寒，治温病火热，吐衄诸血。

葛花，解酒毒尤良，酒毒湿甚而为毒也。

葛壳（即子也）甘平。治下痢，解酒毒。叶，止金疮血出。蔓，消痈肿喉痹。

[修治] 五月采根曝干。生用或蒸热用，以入土深者为佳。今人多作粉食。七月采花晒干，八、九月采子曝干，冬月掘取生根，捣烂入水中，揉出澄粉，名玉露霜。

## 香薷

[害] 辛散，乃夏月解表之药。表无所感，而中热为病，何假于此。误则损人表气，故无表邪者戒之。其性温热，暑寒宜用，若暑热宜清凉，误服之，反成大害。有处高堂大厦，纳凉太过，饮冷太过，阳气为阴邪所遏，反中入内，遂病头痛恶寒，烦燥口渴，吐泻霍乱宜用之。以发越阳气，散邪和脾则愈。若饮食不节，劳役斫丧之人，伤暑汗出如雨，烦躁喘促，或泻或吐者，乃内伤之症，宜从东垣清暑益气汤。不吐泻者，宜人参白虎，桂苓甘露饮之类，以泻火益元。若用香薷，是重虚其表，而益其热矣。

[利] 辛微温，入肺、胃二经。理暑气、霍乱、腹痛。乘凉饮冷，阳气为阴邪所遏云云，则愈。若劳役受暑用之，则大误矣。

[修治] 八、九月开花着穗时采得。去根留叶，锉，曝干，勿令犯火，陈久者佳。宜待冷服，如热服作泻。经所谓治温以清凉而行之也。

## 石斛

[害] 长于清胃除热，惟胃肾有虚热者宜之。虚而无火者，不得混用。长、虚、味大苦者，名木斛，服之损胃。

[利] 甘淡微寒，清胃除虚热，补肾涩元气，疗脚膝。

川石斛，少逊鲜石斛，性加寒，尤退虚热，虚证宜干，实证宜鲜。

[修治] 蜀中者为胜。七、八月采茎阴干，以桑皮沃之。色金、形如蚱蜢髀者佳。金石斛，凡使去根头用，酒浸一宿曝干，以酥拌蒸之五时，徐徐焙干用，入补药乃效。或熬膏用。

## 川萆

[害] 若下部无湿，阴虚火炽，以致溺有余沥，茎中痛，乃真阴不足之候也，无湿肾虚腰痛，并不宜服，以肾恶燥故也。

[利] 甘平，入胃、肝、膀胱三经。主风寒湿痹，既可除膀胱宿水，

又能止失溺便频。

祛风湿，补下元。小便频，茎内痛，必火府热闭，只就小肠，火府愈加燥竭，因强忍房事，有瘀腐壅于小肠，故痛，此与淋症不同，宜盐水炒萆薢一两煎服，以葱汤频洗谷道，即愈。

肾受土邪，则水衰，肝挟相火，来复母仇，得萆薢渗湿，则土安其位，水不受侮矣。

拨，土茯苓，形虽不同，而主治之功不相远矣。除湿祛风，厘清去浊，化毒除恶疮，又能补下焦，忌茗醋。

[修治] 二、八月采根，利刀切片，曝干用。

### 知母

（见脾部药队）

### 芦根

[害] 性味寒凉，因寒霍乱作胀，因寒反胃呕吐，勿服。

[利] 甘寒，清烦热，亮喉咙，治烦渴呕逆，噎膈反胃。利小肠笋性更佳，解河豚毒。

[修治] 二、八月掘取肥浓根，晒干，去须节并赤黄皮，用逆水中鲜者力逊，或捣汁取用。

### 竹叶

（见心部药队）

## 温胃猛将

### 高良姜

[害] 如胃火作呕，伤暑霍乱，火热注泻，心虚作痛，咸忌之。以其辛热性燥，故虚寒人须与参术同行，若单用多用，犯冲和之气也。

[利] 辛温热，入脾、胃、肝三经。温胃去噎膈，疗心腹之疼痛，下

气除邪，攻岚瘴之疟疾。治心脾疼，多用良姜，寒者用之二钱，热者用四五分。于清火剂中，取其辛温下气，止痛有神耳。

[修治] 出岭南高州，二、三月采根，炒过入药，亦有同吴茱萸、东壁土拌炒过用者。

红豆蔻温肺散寒，醒脾燥湿，消食解酒。禁忌制用同上。

**干姜**

（见脾部药队）

**益智仁**

（同上）

**肉豆蔻**

（同上）

**草果**

（同上）

**丁香**

[害] 辛热而燥，一切有火热症者忌之。非属虚寒，概勿施用。

[利] 辛温，入肺、胃、肾三经。温脾胃而止呕呃，理壅滞而消胀满，除齿疳，发灰白痘。

[修治] 八月采子曝干，方中多用雌者，为母丁香，即鸡舌香。若用雄者，颗小为丁香，须出去丁，盖乳子发人背痈也。不可见火。

**木香**

（见肝部药队）

**胡椒**

（见肝部药队）

**辛夷**

［害］辛香走窜之性，气虚人偶感风寒而鼻塞者，禁之。头脑痛，属血虚火炽，及齿痛属胃火者，服之转甚。毛射入肺中，令人咳。

［利］入肺胃二经。宣散上焦风热，辛温开窍，鼻塞与昏冒咸宜。清阳解肌，壮热与憎寒并选。

味薄而散，能助胃中清气，上达高巅头面九窍，皆归治平也。

［修治］九月采实，曝，去心及外皮毛，入药微焙。

## 温胃次将

**藿香**

（见脾部药队）

**砂仁**

（同上）

**白蔻仁**

（同上）

**制半夏**

（见肺部药队）

**乌药**

（见脾部药队）

### 开口川椒

（见脾部药队）

### 煨姜

（见脾部药队）

### 浓朴

（见脾部药队）

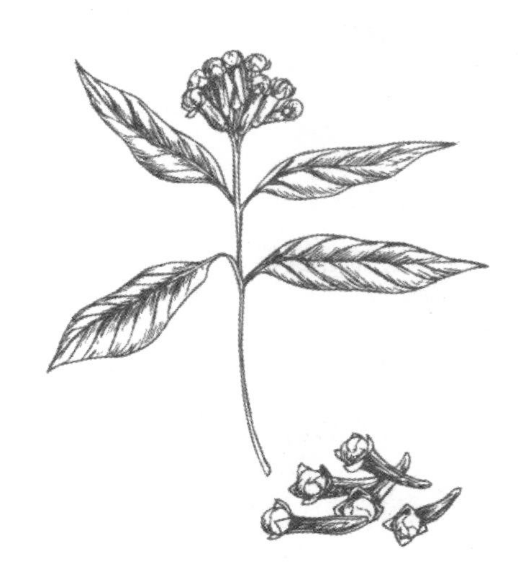

# 膀胱部（足太阳属脏）

膀胱者，州都之官，津液藏焉，气化则能出矣。然肾气足则化，肾气不足则不化。入气不化，则水归大肠而为泄泻；出气不化，则闭塞下焦而为癃肿。小便之利，膀胱主之，实肾气主之也。伤寒传经之邪，每自膀胱入，一见太阳头痛等症，即宜发散，不使邪气入为诸经害，则膀胱为第一关隘矣。

膀胱为太阳腑。有表症，左尺脉必浮。其症为头痛，为项脊强，为身痛，四肢拘急，为发热，为恶寒无汗，为喘嗽。

头痛者，头脑痛而连项脊也，加味香苏散主之；甚者加羌活、葱白，项脊强者，太阳经所过之地也，香苏散主之；身痛四肢拘急者，风伤卫，寒伤营，寒主收引也，桂枝汤主之；发热者，腠理闭塞也，香苏散主之；恶寒无汗者，寒乘表也，麻黄汤主之；喘嗽者，寒邪客于皮毛，肺气不得升降也，麻黄汤主之；轻者，止嗽散。

**膀胱之虚**　肾气不化也，脉左尺必细沉，其症为小便不禁，为劳淋，为老淋。

小便不禁者，气虚不能统摄也，十补汤主之；劳淋者，劳力辛苦，气虚不化也，补中益气汤主之；老淋者，老人思色，精不出而内败，大小便牵痛如淋，宜萆厘清饮，去黄柏，加菟丝、远志以去其精，再服六味地黄丸。

**膀胱之实**　脉左尺必洪大，其症为气淋，为血淋，为关格，为膀胱气。

气淋者，气滞，水道阻塞，脐下胀痛也，假苏散主之；血淋者，蓄瘀茎中，割痛难忍也，生地四物汤加红花、桃仁、花蕊石主之；关格者，溺闭而吐逆也，假苏散主之；膀胱气者，一名胞痹，气结膀胱少腹，热涩于小便也，橘核丸主之。

**膀胱之寒** 左尺必沉迟，其症为冷淋。

冷淋者，寒气坚闭水道，肢冷喜热也，金匮肾气丸主之。

**膀胱之热** 左尺必数，其症为小便不通，为膏淋，为石淋，为便脓血，为发狂。

小便不通者，渴则热在上焦，四苓散加山栀、黄芩，不渴则热在下焦，滋肾丸主之；膏淋者，滴液如膏也，萆厘清饮主之；石淋者，下如沙石也，益元散加琥珀主之；便脓血者，心气移热于膀胱也，阿胶散主之；发狂者，伤寒热结膀胱，下焦蓄血，少腹硬满也，调胃承气汤主之。

补膀胱药，即补肾之药，肾气化则小便自行。

## 膀胱部列方

**加味香苏散** 主治四时感冒，寒热头痛，咳嗽。

紫苏叶（一钱五分） 陈皮 香附（各一钱二分） 炙甘草（七分），荆芥 秦艽 防风 蔓荆子（各一钱） 川芎（五分） 生姜（三片）

**香苏散**（见脾部列方）

**桂枝汤** 治太阳中风寒。

桂枝 芍药 生姜（各一钱五分） 甘草（炙一钱） 大枣（四枚）

**麻黄汤**（见肺部列方）

**止嗽散**（见肝部列方）

**十补汤**（见肾部列方）

**补中益气汤**（见脾部列方）

**萆薢分清饮**（见心部列方）

**六味地黄丸**（见肝部列方）

**假苏散** 治气淋。

荆芥　陈皮　香附　炒麦芽　瞿麦　木通　赤苓（各二钱）

**生地四物汤**　治血淋。

生地（三钱）　归身　赤芍（各一钱五分）　川芎（一钱）

**橘核丸**（见肝部列方）

**四苓散**（见脾部列方）

**益元散**（见心部列方）

**阿胶散**（见心部列方）

**调胃承气汤**（见胃部列方）

# 膀胱部药队

## 补膀胱猛次将

补膀胱猛次将，药性略与补肾之药性同，盖肾气化，则小便自行矣。

## 泻膀胱猛将

### 羌活、独活

[害] 此风药也。为祛风、散寒、除湿之要品。若血虚头痛，遍身疼痛，骨痛，因而作寒热者，俱属内伤症，二活皆是风药，能燥血，均忌。误用必反剧。

[利] 皆苦辛平，治风寒湿痹，筋骨挛肿，头痛眩掉，颈项难伸。

本入手足太阳表里引经，又入足厥阴气分，小无不入，大无不通，故既散肌表八风之邪，兼理周身百节之痛。中国者为独活，色黄气缓，可理伏风。西羌者为羌活，色紫气雄，可理游风，羌性猛，独性缓。

独活不摇风而治风，浮萍不沉水而利水，因其所胜而为制也。

[修治] 二八月采根，曝干去皮，或焙用。

## 麻黄

（见肺部药队）

## 汉防己

［害］下焦血分湿热之要药。然其性悍气猛，走窜决防，苦伤胃。凡胃虚阴虚，自汗盗汗，口苦舌干，肾虚小水不利，及胎前产后血虚，虽有下焦湿热，慎勿用之。

东垣云：防己大苦大寒，泻血中湿热，亦瞑眩之药也，服之使人心身烦乱，饮食减少。

若虚人用防己，其害有三：谷食已亏，复泄大便，则重亡其血，此不可用，其害一也；如人大渴引饮，是热在上焦肺经气分，而防己乃下焦血分药，此不可用之者，其害二也；外伤风寒邪传肺经气分而小便黄赤，乃至不通，此上焦气病，禁用血药，此不可用者，其害三也。大抵上焦湿热者，皆不可用也。

［利］苦辛寒，入膀胱，亦通行十二经。祛下焦血分之湿热，通二便，木防己用治风症。

［修治］二八月采阴干，以车前草根相对蒸半日，晒干用。今惟去皮锉，酒洗晒干用。

## 木通

（见心部药队）

## 葶苈

（见肺部药队）

## 猪苓

（见肾部药队）

## 泻膀胱次将

### 独活

（见前）

### 防风

[害] 升浮之性，易动肝木。若似中风，产后血晕痉急诸病，头痛因于血虚不因于风寒，泄泻不因于寒湿，及二便闭涩，小儿脾虚发搐，慢惊脾风，气升作呕，火升作嗽，阴虚盗汗，阳虚自汗等病，法所同忌。能泻肺实，误服泻人上焦元气。叉头者，令人发狂，叉尾者，发人痼疾。

[利] 甘辛温，入肺膀胱二经。治大风恶风，风邪周痹，头面浮风，眼赤，多泪，能防御外风，故名。卑贱之职，随所引而至，乃风药中之润剂也。

[修治] 青州黄润者良，软芦糯体。登州莱阳次之，关东者性硬，不佳。十二月采根，曝干切用。

### 蒲黄

[害] 性滑动血，一切劳伤发热，阴虚内热无瘀血者，禁用。瘀因寒滞者忌投，多食令人自利，极能虚人。

[利] 甘平，生用行血，炒黑止血，入东方血海，兼入州都，故又能利小便。

[修治] 凡使勿用松黄并黄蒿。真蒲黄须隔三重纸，焙令色黄，蒸半日，却再焙干用之妙。

此即香蒲花中蕊屑，汤成入药。生，滑破血，炒，涩止血。

### 川楝子

（见肝部药队）

**前胡**

（见肺部药队）

**本**

［害］气雄上升，能耗血液。凡温病头痛，发热口渴，或骨疼，及伤寒发于春夏，阳证头疼，产后血虚火炎，皆不宜服。

［利］辛温，理大肠、小肠、膀胱寒湿，治风家巅顶作痛，女人阴肿疝疼。

**泽泻**

（见肾部药队）

**葱白**

［害］发散之品，病患表虚易汗者，勿食。病已得汗，勿再进。多食葱，令人神昏，损发须，虚气上冲。同蜜食，下利，壅气杀人，名甜砒霜。同枣食，令人病。正月食生葱，令人面上起游风。

［利］辛散轻平，入肺、胃、肝、膀胱。发汗解肌，通上下阳气，气通则血活，故治诸血。

通气则解毒，故杀诸毒。宣风湿，利耳鸣，通二便，宣解用白须，通窍用青葱管。

［修治］大管冬葱入药为良，葱白连须用，采无时。

**甘遂**

［害］其性阴毒。虽善下水除湿，然能耗损真阴，亏竭津液。元气虚人，除伤寒水结胸不得不用外，其余水肿鼓胀，小便频多，脾阴不足，土虚不能制水，以致水气泛滥者皆不宜用。

河间云：诸湿肿满，皆属脾土，法应补脾实土，兼利小便，而反用甘遂下之，是重虚其本也。水既暂去，复肿，必死矣。必察病属湿热有饮有水，而元气尚壮，乃可一施，不然多致不起，戒之须慎。

[利] 苦甘寒，泻肾、膀胱及隧道水湿，逐留饮水胀，攻痞结症瘕。

仲景治心下留饮，与甘草同行，取其相反以立功。凡水胀，以甘遂涂腹绕脐，内服甘草汤，其肿便消。二物相反，而感应如神。

[修治] 二、八月采根阴干，用东流水浸去黑水，面裹煨熟用，以去其毒，入丸散，捣为末。

## 凉膀胱猛将

### 龙胆草

(见肝部药队)

## 凉膀胱次将

### 车前子

(见心部药队)

### 绵茵陈

[害] 按茵陈虽为黄疸主药，须分阴黄阳黄，阳黄宜茵陈，阴黄宜温补。若用茵陈，多致不救，蓄血发黄，不可误用。

[利] 苦寒，入膀胱。除湿热，利小肠。铃子茵陈，山阴茵陈，力俱峻。

[修治] 五、七月采茎阴干，去根细锉，勿令犯火。

### 海金沙

[害] 淡渗无补，小便下利及诸淋，由于肾水亏真阴不足者，勿服。

[利] 苦寒，入小肠膀胱。除湿热，消肿满，清血分，利水道。惟热在太阳经血分者宜之。

[修治] 七月收其全料，于日中曝小干，以纸衬承，以杖击之，有细

沙落纸上，且暴且击，以尽为度。其沙及草，皆可入药。

### 黄柏

（见脾部药队）

## 温膀胱猛将

### 淡吴萸

（见肝部药队）

## 温膀胱次将

### 乌药

（见脾部药队）

### 茴香

（见肝部药队）

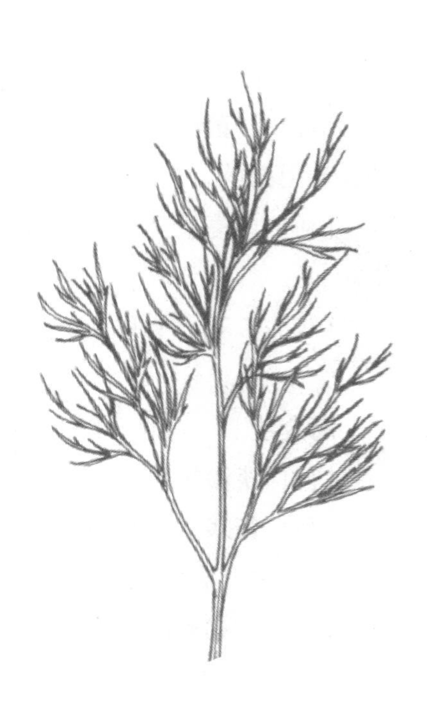

# 胆部（足少阳属腑）

胆者，清虚之府，居半表半里之交，与肝为表里。气血足则胆气壮，气血虚则胆气怯。胆受邪即阴阳交战，而寒热往来，故疟症之来不一，而总不离乎少阳也，然其担事之力，犹中正之官，不偏不倚，决断出焉。

**胆有表症** 左关脉必浮而弦，其症为头汗，为寒热往来。

头汗者，寒邪将化火也，小柴胡汤加丹皮主之；寒热往来者，阴阳相争也，小柴胡汤主之。

**胆之虚** 左关脉必细软，其症为惊悸，为太息。

惊悸者，心血不足以壮之也，安神定志丸主之；太息者，气虚也，四君子汤主之。

**胆之实** 左关脉必洪，其症为胸满，为胁痛，为耳聋。

胸满者，邪气结聚也，小柴胡汤加枳壳、桔梗主之；胁痛者，邪入胆经，布之胁下也，小柴胡汤加山栀、枳壳主之；耳聋者，气火上冲而闭也，逍遥散加蔓荆、石菖蒲、香附主之；或小柴胡汤。

**胆之寒** 脉左关必迟，其症为精滑，为呕吐，为舌苔滑。

精滑者，肢肿食少，心虚烦闷，坐卧不安，温胆汤主之；呕吐者，邪正相争也，小柴胡汤加藿香汤主之；舌苔滑者，邪未化火也，二陈汤主之。

**胆之热** 脉左关必弦数，其症为口苦，为呕吐，为盗汗，为目眩。

口苦者，热在胆，胆汁泄也，小柴胡汤主之；呕吐者，胆移热于胃也，小柴胡汤加姜炒竹茹主之；盗汗者，热开腠理也，小柴胡汤加丹皮主之；目眩者，胆附于肝，肝窍在目，热故眩也，小柴胡汤加山栀主之。

# 胆部列方

**小柴胡汤**（见肝部列方）

**安神定志丸**（见心部列方）

**四君子汤**（见肝部列方）

**逍遥散**（见肝部列方）

**温胆汤** 治胆气虚寒，梦遗精滑等症。

制半夏（一钱五分） 枳实（八分） 陈皮 茯苓（各一钱五分） 人参（一钱） 熟地 炒枣仁（各三钱） 远志（一钱） 五味子（一钱） 甘草（炙五分） 生姜（三片） 枣（一枚）

**二陈汤**（见肝部列方）

# 胆部药队

## 补胆猛将

### 乌梅

（见肝部药队）

### 枣仁

（见心部药队）

## 泻胆猛将

### 桔梗

（见肺部药队）

### 青皮

（见肝部药队）

### 香附

（见肝部药队）

## 泻胆次将

### 秦艽

[害] 泄散疏利之品，凡下部虚寒，小便不禁，大便滑者勿服。

[利] 苦寒平，入胃、肝、胆、大小肠五经。祛风活络，养血舒筋，退热退黄，利湿通淋。

[修治] 二八月采根，曝干用，形作罗纹相交，长大白左纹者良。

### 川芎

（见肝部药队）

### 火麻仁

[害] 多食损血脉，滑精气，痿阳事。妇人多食，即发带疾，以其滑利下行，走而不守也。

肠滑者尤忌。

[利] 甘平，入脾胃，润五脏，通大肠，滑利下行，走而不守，宣风利关节，催生疗难产。

[修治] 七月七日采，良。九月采入土者损人，极难去壳。裹沸汤中待冷，悬井中一夜，晒干就新瓦上，去壳用。

麻仁一物，询之药肆所备，每每误用，须分别书之。润燥通肠闭，催生，则用火麻仁，即大麻仁。如滋阴养肝，则用黑芝麻。又一种四方棱而小者，名巨胜子，味苦，平肝明目。又一种大胡麻，名胡麻仁，一名壁虱胡麻，一名亚麻，能祛风湿、疮癣、疥癞。又小胡麻，一名三角胡麻，即茺蔚子，一名益母子，通经活血，平肝祛风。用者宜审。

**升麻**

（见肺部药队）

**紫草茸**

[害] 苦寒性滑，通利九窍，痘疮家气虚，脾胃弱，泄泻不思食，小便清白者，俱禁用。

痘疹若出而红活及白陷，大肠利者，切宜忌之。

[利] 苦寒，入心包、肝、大小肠四经。凉血和血，通大小肠，宣发痘疹，清解疮疡。

[修治] 二月采根阴干，其根头有白毛如茸，未花时采，则根色鲜明。去头，并两畔髭，以石压扁，曝干细锉用。

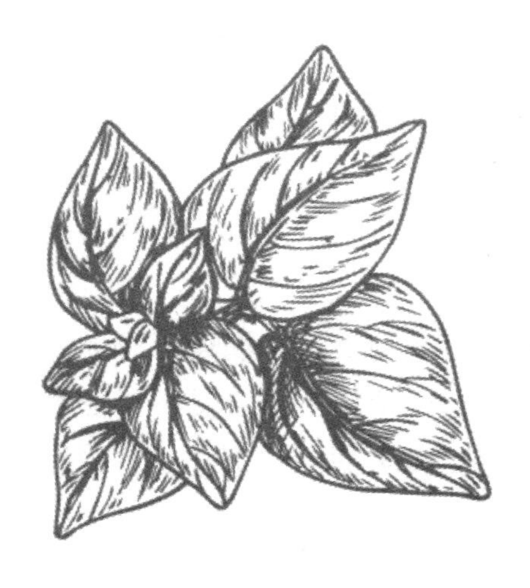

# 大肠部（手阳明属腑）

大肠者，肾阴之窍，传道之官，受事于脾胃，而与肺金相表里。故肺气虚则肠若坠，而气为之陷；肠液少则肺亦燥，而鼻为之干，其呼吸甚密迩也。然肠口上接小肠，下通谷道，为诸脏泄气之门，启闭一失职，而诸脏困矣。

大肠无表症，皆属于里。

**大肠虚者**　气虚也，脉右尺必沉弱，其症为久痢，为脱肛。

久痢者，气血不足也，归脾汤、十全大补汤、补中益气汤加乌梅均可；脱肛者，气虚下陷也，补中益气汤加荷叶主之。

**大肠实者**　胃实移热也，脉右尺必洪实，其症为便闭，为脏毒，为燥渴谵语发狂，为肠痈。

便闭者，实火闭也，小承气汤主之；脏毒者，肠胃不清，下如鱼肠，如豆汁也，芍药甘草汤主之；燥渴谵语发狂者，燥屎不出也，小承气汤主之；肠痈者，当脐而痛，溺数如淋，千金牡丹皮散主之。

**大肠寒者**　积冷也，脉右尺必沉迟，其症为久痢，为便血。

久痢者，腹绵绵痛，寒积在肠也，鸦胆子包粉团吞之；便血者，肢冷喜热，寒在肠也，附子理中汤加归、芍主之。

**大肠热者**　肺经移热居多，脉右尺必数，其症为便血，为肠风，为脱肛。

便血者，口燥唇焦，热在肠也，芍药甘草汤加黄芩、丹皮、生地；肠风者，脏腑有热，风邪乘之，故下血而腹不痛，清魂散主之；脱肛者，肠有火则脱出难收，肿而痛也，三黄解毒汤加知母、荷叶主之。

# 大肠部列方

**归脾汤**（见心部列方）

**十全大补汤**（见脾部列方）

**补中益气汤**（见脾部列方）

**小承气汤**（见肝部列方）

**芍药甘草汤**（见肝部列方）

**千金牡丹皮散**　治肠痈。

丹皮　苡仁（各五钱）　瓜蒌仁（一钱五分）　桃仁（十二粒研）

水煎服，如大便闭，加大黄钱半，当归三钱。

**鸦胆子方**　治久痢，寒积在肠。

用鸦胆子一个蒸透，将米粉包作团子蒸熟，以开水囫囵吞下，空心服。

**附子理中汤**（见脾部列方）

**清魂散**　治肠风下鲜血，而腹不痛者。

荆芥（炒黑三钱）　当归（五钱）

**三黄解毒汤**（见胃部列方）

# 大肠部药队

## 泻大肠次将

### 秦艽

（见胆部药队）

### 旋覆花

[害] 走散之药。病患涉虚者，不宜多服。冷利大肠，虚寒人禁用。

[利] 味咸微温，兼苦，入肺、肝、大肠三经。咸能软坚，能祛老痰结积，温能解散，咸可润下，故治风气湿痹，大肠燥结，又能通脉。草

名金沸，功用相仿。

[修治] 六月至九月采花，去蕊并壳及蒂子，蒸晒干用。有细毛，恐射肺，令人嗽，须用绢包好，入煎剂。

### 郁李仁

[害] 性专下降，善导大肠燥结，利周身水气。然下后令人津液亏损，燥结愈甚，乃治标急救之药。津液不足者，慎勿轻投。

[利] 味苦甘、辛平，入脾、大肠二经。润燥行水，下气破血，得酒入胆，治不寐。

[修治] 五月采核，捣碎取仁，先以汤浸去皮尖，用生蜜浸一宿，漉出阴干，研如膏用。

### 杏仁

（见肺部药队）

### 大腹皮

（见脾部药队）

### 白芷

（见脾部药队）

## 凉大肠猛将

### 黄芩

（见脾部药队）

### 黄柏

（同上）

## 梨子

[害] 寒冷凉中，肺寒咳嗽，脾家泄泻，腹痛冷积，寒痰痰饮，妇人产后，小儿痘后，胃冷呕吐，西北真中风证，及金疮，法咸忌之。经云：形寒饮冷则伤肺，此之谓也。又云：寒则血凝泣，多食成冷痢。

[利] 味酸甘寒，入心、肺、脾、肝、大肠五经。外宣风气，内涤狂烦，消痰醒酒，人知清火消痰，不知散风之妙。生食可清六腑之热，熟食可滋五脏之阴，虚火宜熟，实火宜生，梨汁润肠清痰止嗽。治痰嗽，宜加入姜汁蜜水。

[修治] 七月采，今北人每于树上包裹，过冬乃摘，亦妙。

## 地榆炭

[害] 性寒而下行，凡脾胃虚寒作泄，法并禁用。白痢久而胃弱，胎产虚寒，泄泻血崩，脾虚作泄等症，亦在禁例。

[利] 味苦寒，入肝、大肠二经。止血痢肠风，除带下五漏，善主下焦血症，兼去湿热。

[修治] 二八月采，似柳根，外黑里红，取上截切片炒黑用。

## 槐角

（见胆部药队）

## 知母

（见脾部药队）

## 连翘

（见心部药队）

## 温大肠猛将

### 胡椒

（见肝部药队）

### 破故纸

（见肾部药队）

### 枸杞子

（见肝部药队）

### 当归

（见心部药队）

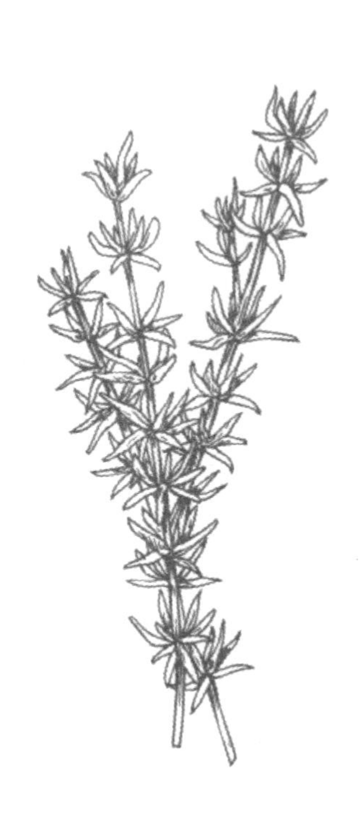

# 小肠部（手太阳属腑）

小肠者，受盛之官，化物出焉。其上口即胃下口，水谷由此而入，其下口即大肠上口，此处泌别清浊，俾水液注入膀胱，滓秽流入大肠，是腑中之有鉴别者，故与心相表里，脉附于膀胱而在左尺。

小肠无表症，皆属于里。

**小肠虚**　左尺脉必细软，其症为溺赤短，为腰痛。

溺赤短者，水不胜火也，生地黄汤主之；腰痛者，水不足也，六味地黄丸主之。

**小肠实**　左尺脉必洪弦，其症为小肠气，为交肠。

小肠气者，气滞下焦，脐下转痛，矢气则快也，橘核丸主之；交肠者，阴阳拂逆，大小肠交也，五苓散主之。

**小肠寒**　左尺脉必迟，其症为咳嗽矢气。

咳嗽矢气者，小肠嗽也，止嗽散加芍药主之。

**小肠热**　左尺脉必数，其症为溺涩溺短。

溺涩溺短者，湿热壅滞也，导赤散主之。

## 小肠部列方

**生地黄汤**（见肺部列方）

**六味地黄丸**（见肝部列方）

**橘核丸**（见肝部列方）

**五苓散**（见脾部列方）

**止嗽散**（见肝部列方）

**导赤散**（见心部列方）

# 小肠部药队

## 补小肠猛将

**生地**

（见肾部药队）

## 泻小肠猛将

**木通**

（见心部药队）

**瞿麦**

［害］善下逐，性猛利，能坠胎，孕妇忌。胎前产后，一切虚人患小水不利者禁用。水肿蛊胀脾虚者，并忌之。小肠无火热者，忌服。

［利］味苦寒，入小肠膀胱二经。利水破血，出刺坠胎，八正散用为利小便之主药。若心经虽热，而小肠虚者忌用。恐心热未除，而小肠复病矣。当求其属以衰之。

［修治］七月采，凡使只用蕊壳，不用茎叶，若一时同使，即空心令人气噎，小便不禁也。

用时以竹沥浸一伏时，漉晒。

**海金沙**

（见膀胱部药队）

**川楝子**

（见肝部药队）

**薏苡仁**

（见脾部药队）

**赤芍**

（见肝部药队）

**茯苓**

（见肾部药队）

**灯芯**

（见心部药队）

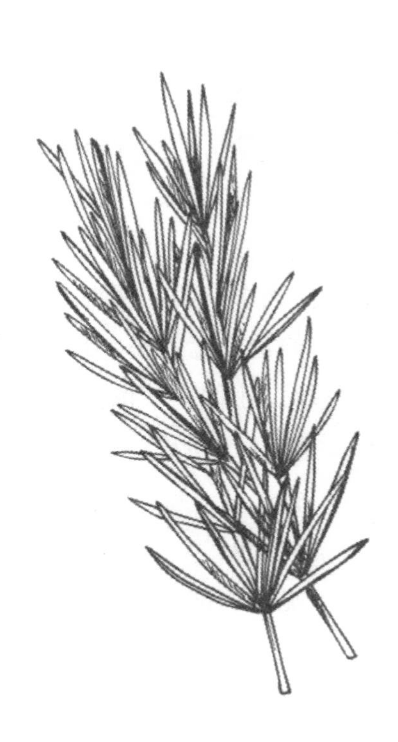

# 三焦部（手少阳属腑）

三焦者，人生三元之气，脏腑空处是也。上焦心肺居之，中焦脾胃居之，下焦肝肾膀胱大小肠居之。其气总领脏腑、营卫、经络、内外左右上下之气，三焦通则竟体调和，斯其职已。

三焦之病，属于脏腑，并无另立病名。

## 三焦部药队

### 补三焦猛将

**淫羊藿**

（见肾部药队）

**嫩黄**

（见肺部药队）

### 泻三焦猛将

**青皮**

（见肝部药队）

**木香**

（见肝部药队）

## 泻三焦次将

### 柴胡

（见肝部药队）

### 香附

（见肝部药队）

## 凉三焦次将

### 栀子

（见心部药队）

### 麦冬

（见心部药队）

### 川黄柏

（见脾部药队）

### 地骨皮

（见肺部药队）

### 青蒿子

（见肝部药队）

### 连翘

（见心部药队）

## 温三焦次将

### 台乌药

（见脾部药队）

### 白蔻仁

（见脾部药队）

### 紫衣胡桃

［害］动风痰，助肾火，肺家有痰热，命门火炽，阴虚吐衄等症，皆不宜施。多食动风生痰，伤肺，脱人眉，令人恶心吐水吐食物，同酒食，多令人咯血。

［利］味甘热而润，入肺、肝、肾三经。温肺补肾，而通命门，峻补下焦。润肠胃，悦肌肤，兼胡粉而白发变黑，佐补骨而治痿强阴。又云：能解虚弱幼儿痰喘，服人参胡桃汤，喘即定，连皮服，盖皮有敛汗之功也。

但用一味，空腹时连皮食之，最能固精。

［修治］秋冬熟时采之，沤烂皮肉，取核为果。

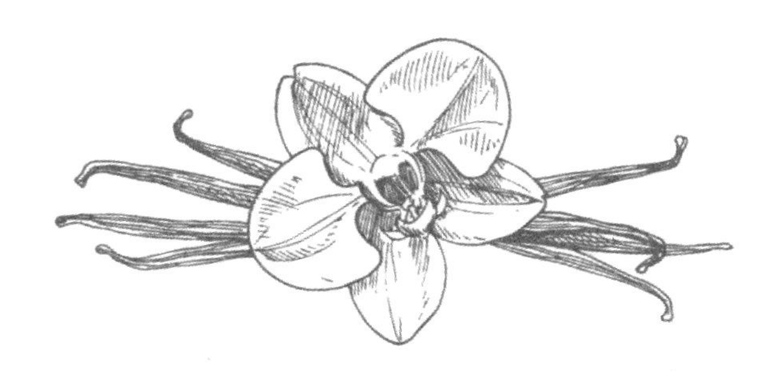

# 心包络部（手厥阴属腑）

心包络者，即膻中。与心相附，居膈上，代君行事，臣使之官，喜乐出焉。其见证有手中热，心中大热，面黄目赤，心中动诸端，而要之包络之病，即心部之病也，言心不必更言包络矣。

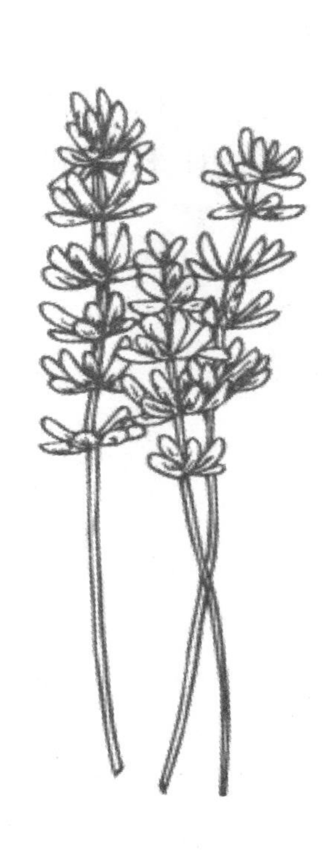